解きながら身につく**臨床神経生理学**のポイント

日本臨床神経生理学会 専門医・専門技術師
試験問題・解説 120

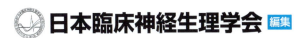
日本臨床神経生理学会 編集

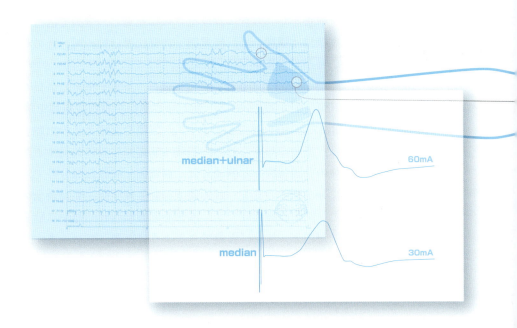

診断と治療社

刊行にあたって

　日本臨床神経生理学会は，人の健康上の問題に直結した臨床分野と，脳・神経・筋の機能解明のための基礎分野が一体となり，ヒト神経系の複雑なシステムの研究を推進する学会です．そのために"教育"がとても重要であると考え，さまざまな事業を行っております．さらには神経学的補助検査としての臨床神経生理検査の施行と判読・解釈において，高度の専門的知識と技術・技能を身につけている専門医・専門技術師を養成するために，一定の水準に達している医師・技術師が脳・神経疾患の診療に関与することによって診療の質を向上し，国民の福祉・健康に貢献することを目指して，認定制度を設けています．つまり教育に重点をおき，専門医・専門技術師を育成し，社会に貢献していこうと考えております．

　その中で，日本臨床神経生理学会は2004年より認定制度を創設し，当初5年間は一定水準に達した者を認定する移行期間を設けました．その後2009年から日本臨床神経生理学会認定医・認定技術師第1回筆記試験を開始しました．さらには臨床神経生理の領域は，その技能において明確な専門性を有するもので，新専門医制度の専門医を目指すべきであるとの考えから，日本専門医機構未承認診療領域連絡協議会への入会を申請し，2015年6月に承認されました．学会認定制度を学会専門医，専門技術師制度に変更し，指導医や研修施設認定を開始しました．今後，さらによりよい専門医・専門技術師制度を構築して，教育・育成をさらに充実し，全国で活躍することを期待しております．実際には脳波分野，筋電図・神経伝導分野，両分野の専門医・専門技術師を取得することができます．

　2004年から開始された認定制度は，一定の研修，条件を備えた会員が受験できる制度です．2018年で第10回試験を終え，新しい専門医・専門技術師を輩出しました．

　本書は，第1回から第10回までに行われた，実際の試験とその出題者による解説書です．試験問題は，患者に対する対応，脳波・筋電図検査に共通する基本的な神経生理学とMEの知識の共通試験，と脳波分野，筋電図・神経伝導分野で求められるそれぞれの専門試験に分かれています．日本臨床神経生理学会，委員会全体で何度も議論を重ねて作成した，試験の集大成です．本書を参考にされ，勉学に励まれ，多くの専門医・専門技術師が増え，社会に貢献できるようにと願っております．会員の皆様方をはじめとして，さらに多くの方々からのご協力，ご支援を賜れば幸甚です．よろしくお願い申し上げます．

2018年10月吉日

日本臨床神経生理学会
理事長　正門由久

はじめに

　本書の最大の特徴は問題を解きながらいろんなことが学べることです．いろんなことが学べるといっても，本書は試験問題解説書ですから，毎年6月上旬に行われている日本臨床神経生理学会専門医・専門技術師試験の受験者が読みやすいように工夫されています．

　現在，移行期間を含めると，516名の脳波分野専門医，444名の筋電図・神経伝導分野専門医，283名の脳波分野専門技術師，221名の筋電図・神経伝導分野専門技術師が本学会に在籍されています．10年前から始まった専門医・専門技術師試験（当初は認定医・認定技師試験）の合格率は分野ごとに若干の差があるものの，専門医・専門技術師ともに低い年度でも概ね75%以上を保っています．これは本試験では奇をてらった難問が出題されることはなく，本学会試験委員会によって難易度が一定に調整されていることを示しています．本書では，頻出分野の120問を厳選しました．問題ごとに出題時の正答率にもとづいた難易度が明示されていますので，問題を解いたときのご自身の感覚と比較してみてください．さらに，受験者の皆さんには，巻末に付録として掲載されている「試験問題内容のコード番号分類表」の活用をお勧めします．この分類表の右側の列に本書で取り上げられた過去問の出題数が記載されています．これを見ると，出題されやすいコード番号に偏りがあることがわかります．実は，この傾向は過去10年で大きく変わっていません．つまり，出題数の多いコード番号の分野はほぼ毎年出題されているということになります．どのくらいの難易度の問題がどの分野から出題されやすいのか，本書を解きながら学んでください．本学会が専門医・専門技術師として必要と考えている知識の水準が自ずとわかってきます．

　執筆者一覧からわかるように，各解説はそれぞれの専門分野ごとに日本のエキスパートが執筆しています．したがって，本書は試験問題解説書でありながら，同時に，解きながら臨床神経生理学のポイントが身につく格好の参考書といえます．ぜひ初学者の皆様にも手にとっていただければと思います．

　本書の刊行にあたり，2000問以上の過去問をコード番号分類にしたがって整理し，基礎資料を作成していただいた畑中裕己先生，津田笑子先生と，編集全般に関わっていただいた内藤寛先生，木崎直人先生，吉村匡史先生，軍司敦子先生，藤原俊之先生，植松明和先生に深く感謝の意を表します．皆様の貢献がなければ本書は完成しませんでした．ありがとうございました．

2018年10月吉日

日本臨床神経生理学会
試験委員会・委員長　今井富裕

目次

刊行にあたって ……………………………………………… ii
はじめに ……………………………………………………… iii
執筆者一覧 …………………………………………………… viii

A−1. 神経生理学の基礎　2
問題 001　ニューロンとシナプス …………………………… 2
問題 002　静止膜電位と活動電位 …………………………… 4
問題 003　興奮と抑制 ………………………………………… 6
問題 004　末梢神経（脳神経系，体性神経系，自律神経系） … 8

A−2. ME 技術と安全対策　9
問題 005　電流と電圧 ………………………………………… 9
問題 006　交流雑音（ハム）………………………………… 10
問題 007　電圧増幅器の入力インピーダンスと電極接触抵抗 … 11
問題 008　電圧増幅器の入力インピーダンスと電極接触抵抗 … 13
問題 009　時定数と周波数特性について …………………… 14
問題 010　時定数と周波数特性について …………………… 15
問題 011　A/D 変換について ……………………………… 16
問題 012　同期加算平均の原理 ……………………………… 17
問題 013　同期加算平均の原理 ……………………………… 18
問題 014　電気的安全対策（機能アース，保護アースなど） … 19
問題 015　B，BF，CF 形装着部機器 ……………………… 20

B−1. 脳波検査に関連する脳の生理と解剖　24
問題 016　脳波の発生機序 …………………………………… 24
問題 017　脳波の発生機序 …………………………………… 26
問題 018　脳波の発生機序 …………………………………… 27

B−2. 患者への対応と処置　28
問題 019　乳幼児の取り扱い ………………………………… 28
問題 020　患者急変への対応（痙攣，嘔吐，欠神，疼痛など）… 29

B−3. 脳波検査　31
問題 021　脳波波形の種類と特徴 …………………………… 31
問題 022　脳波電極の特性 …………………………………… 32
問題 023　脳波電極の特性 …………………………………… 33
問題 024　電極配置法（10-20 法など）…………………… 34
問題 025　電極配置法（10-20 法など）…………………… 35
問題 026　脳波導出法とその特徴 …………………………… 36
問題 027　脳波導出法とその特徴 …………………………… 37
問題 028　アーチファクトの鑑別と対策 …………………… 38
問題 029　アーチファクトの鑑別と対策 …………………… 40

| 問題 030 | アーチファクトの鑑別と対策 | 41 |

B-4. 脳波計について　43
問題 031	デジタル脳波計の特徴	43
問題 032	デジタル脳波計の特徴	44
問題 033	デジタル脳波計の特徴	46

B-5. 正常脳波(判読法を含む)　47
問題 034	新生児(低出生体重児を含む)・乳幼児・小児・成人・高齢者の脳波像の特徴	47
問題 035	新生児(低出生体重児を含む)・乳幼児・小児・成人・高齢者の脳波像の特徴	48
問題 036	脳波賦活法(睡眠,光,過呼吸など)	50
問題 037	脳波賦活法(睡眠,光,過呼吸など)	51
問題 038	睡眠段階による脳波変化	52
問題 039	睡眠脳波の加齢による変化	54
問題 040	その他正常変異波形など	55

B-6. 臨床脳波(判読法を含む)　57
問題 041	基礎(背景)活動の異常	57
問題 042	てんかん性異常波(てんかん症候群と脳波)	58
問題 043	てんかん性異常波(てんかん症候群と脳波)	59
問題 044	てんかん性異常波と鑑別必要な波形とその意義(POSTS, Wicket spikes, BETS, その他)	60
問題 045	てんかん性異常波と鑑別必要な波形とその意義(POSTS, Wicket spikes, BETS, その他)	61
問題 046	発作時脳波記録の注意点	63
問題 047	脳炎・脳症,意識障害と脳波	64
問題 048	脳血管障害,脳腫瘍,脳器質障害と脳波	65
問題 049	周期性放電とバースト・サプレッション・パターン	66
問題 050	その他	67

B-7. 睡眠ポリグラフィ(PSG)　69
問題 051	終夜睡眠ポリグラム(PSG)の記録法(小児を含む)と解析法	69
問題 052	終夜睡眠ポリグラム(PSG)の記録法(小児を含む)と解析法	71
問題 053	PSG検査に必要な各種生体現象	73
問題 054	簡易型無呼吸モニタ検査	75
問題 055	各種睡眠障害のPSGの特徴	78
問題 056	各種睡眠障害のPSGの特徴	79
問題 057	睡眠潜時反復検査(MSLT)と覚醒維持検査(MWT)	80

B-8. 脳死判定　81
| 問題 058 | 記録法(記録時間,高感度記録,電極間距離,雑音レベルなど) | 81 |

| 問題 059 | 記録法（記録時間，高感度記録，電極間距離，雑音レベルなど） | 82 |
| 問題 060 | 脳死判定基準 | 83 |

B-9. 脳波分析　【掲載なし】

B-10. 脳誘発電位　84
問題 061	SEP，AEP（ABR を含む），VEP，ERP 検査法	84
問題 062	SEP，AEP（ABR を含む），VEP，ERP 検査法	86
問題 063	SEP，AEP（ABR を含む），VEP，ERP 検査法	87
問題 064	SEP，AEP（ABR を含む），VEP，ERP 検査法	88
問題 065	SEP，AEP（ABR を含む），VEP，ERP 検査法	89
問題 066	各種誘発電位波形の臨床的意義	90

B-11. 画像検査とその他の機能検査　92
問題 067	fMRI の原理	92
問題 068	MEG の原理	94
問題 069	近赤外線スペクトログラフィの原理	95

C-1. 筋・神経検査に関連する生理と解剖　98
問題 070	神経線維の構造と生理学（軸索変性と再生，節性脱髄）	98
問題 071	神経線維の構造と生理学（軸索変性と再生，節性脱髄）	99
問題 072	脊髄の解剖	100
問題 073	筋の構造と収縮メカニズム	101
問題 074	筋の構造と収縮メカニズム	103
問題 075	主な筋の支配神経と神経走行および走行異常	104
問題 076	主な筋の支配神経と神経走行および走行異常	105
問題 077	主な筋の支配神経と神経走行および走行異常	106
問題 078	その他，筋電図検査に必要な神経生理学（瞬目反射など）	107
問題 079	その他，筋電図検査に必要な神経生理学（瞬目反射など）	108
問題 080	その他，筋電図検査に必要な神経生理学（瞬目反射など）	109
問題 081	その他，筋電図検査に必要な神経生理学（瞬目反射など）	110

C-2. 患者への対応と処置　112
| 問題 082 | 検査の説明と同意 | 112 |

C-3. 筋電計について　113
| 問題 083 | その他電気刺激装置など | 113 |

C-4. 筋電図検査　115
問題 084	針筋電図と表面筋電図のフィルター設定	115
問題 085	線維自発電位・陽性鋭波など安静時異常電位の種類と臨床的意義	116
問題 086	線維自発電位・陽性鋭波など安静時異常電位の種類と臨床的意義	118
問題 087	線維自発電位・陽性鋭波など安静時異常電位の種類と臨床的意義	119
問題 088	運動単位電位波形の成り立ちと異常発生のメカニズム	120

問題 089	筋電図所見異常の経時的変化	121
問題 090	干渉波の評価	122
問題 091	表面筋電図の臨床応用	123
問題 092	単一筋線維筋電図の概要	125

C−5. 誘発筋電図（磁気刺激を含む）と神経伝導検査　　127

問題 093	刺激と運動アーチファクトと除去対策	127
問題 094	刺激と運動アーチファクトと除去対策	128
問題 095	刺激と運動アーチファクトと除去対策	129
問題 096	神経伝導速度に影響する生理的要因	131
問題 097	CMAP 波形のパラメータと各々の臨床的意味	132
問題 098	CMAP 波形のパラメータと各々の臨床的意味	133
問題 099	神経走行異常と CMAP 波形	134
問題 100	SNAP 波形のパラメータと生理的時間的分散	136
問題 101	SNAP 波形のパラメータと生理的時間的分散	137
問題 102	主な運動および感覚神経伝導検査の刺激・導出部位	138
問題 103	主な運動および感覚神経伝導検査の刺激・導出部位	139
問題 104	脱髄および軸索変性疾患の伝導速度と誘発電位波形	141
問題 105	F 波，H 波の鑑別と臨床的意義	143
問題 106	F 波，H 波の鑑別と臨床的意義	144
問題 107	F 波，H 波の鑑別と臨床的意義	146
問題 108	手根管症候群の臨床像と神経伝導検査	148
問題 109	手根管症候群の臨床像と神経伝導検査	150
問題 110	その他の主な絞扼性神経障害と神経伝導検査	152
問題 111	その他の主な絞扼性神経障害と神経伝導検査	154
問題 112	主な末梢神経・筋疾患の臨床像（ALS，筋ジスなど）	155
問題 113	反復誘発筋電図（疲労検査）	157
問題 114	反復誘発筋電図（疲労検査）	159
問題 115	反復誘発筋電図（疲労検査）	161
問題 116	脊髄誘発電位（術中モニタリング）の概要	162
問題 117	経頭蓋磁気刺激検査（運動誘発電位）の概要	163
問題 118	経頭蓋磁気刺激検査（運動誘発電位）の概要	165
問題 119	交感神経皮膚反応の概要	166
問題 120	交感神経皮膚反応の概要	167

C−6. 筋電図検査に関する安全対策　　【掲載なし】

付　録

試験問題内容のコード番号分類表	169

索引　　174

執筆者一覧

❖編　集
日本臨床神経生理学会
［日本臨床神経生理学会試験委員会］

❖編集委員長
今井富裕　　札幌医科大学保健医療学部大学院末梢神経筋障害学

❖編集委員
内藤　寛　　日本赤十字社伊勢赤十字病院脳神経内科（医師・基礎分野）
木崎直人　　杏林大学医学部付属病院臨床検査部（技術師・基礎分野）
吉村匡史　　関西医科大学精神神経科学教室（医師・脳波分野）
軍司敦子　　横浜国立大学教育学部（技術師・脳波分野）
藤原俊之　　順天堂大学大学院医学研究科リハビリテーション医学（医師・筋電図神経伝導分野）
植松明和　　国立病院機構まつもと医療センター臨床検査科（技術師・筋電図神経伝導分野）

❖執筆者（五十音順）
相原正男　　山梨大学大学院総合研究部
阿部達哉　　国立病院機構箱根病院神経筋・難病医療センター神経内科
有村由美子　鹿児島大学大学院医歯学総合研究科脳神経内科・老年病学
飯田幸治　　広島大学病院てんかんセンター・脳神経外科
石井みゆき　たまがわクリニック
伊藤栄祐　　旭川医科大学病院臨床検査・輸血部
稲葉　彰　　関東中央病院神経内科
今井富裕　　札幌医科大学保健医療学部大学院末梢神経筋障害学
榎　日出夫　聖隷浜松病院てんかんセンター・小児神経科
緒方勝也　　九州大学大学院医学研究院脳神経病研究施設臨床神経生理
岡本惠助　　日本赤十字社伊勢赤十字病院医療技術部臨床検査課
岡本年生　　川崎医科大学附属病院中央検査部
小国弘量　　東京女子医科大学小児科
尾﨑　勇　　青森県立保健大学健康科学部理学療法学科
片山雅史　　国際医療福祉大学福岡保健医療学部医学検査学科
河島江美　　北里大学病院臨床検査部
川端茂徳　　東京医科歯科大学先端技術医療応用学講座
木崎直人　　杏林大学医学部付属病院臨床検査部
木下真幸子　宇多野病院神経内科
桐野衛二　　順天堂大学医学部付属静岡病院メンタルクリニック
久保田有一　TMGあさか医療センター脳卒中てんかんセンター

黒川勝己	広島市民病院脳神経内科
軍司敦子	横浜国立大学教育学部
国分則人	獨協医科大学神経内科
児玉三彦	東海大学医学部専門診療学系リハビリテーション科学
後藤純信	国際医療福祉大学医学部生理学講座
小林勝弘	岡山大学大学院医歯薬学総合研究科発達神経病態学
小林由紀子	慶應義塾大学医学部リハビリテーション医学教室
坂下文康	三重県立総合医療センター中央検査部
酒田あゆみ	九州大学病院検査部
重藤寛史	福岡山王病院てんかん・すいみんセンター
勝二博亮	茨城大学教育学部
須江洋成	東京慈恵会医科大学附属病院中央検査部（精神科）
杉山邦男	東邦大学医療センター大森病院臨床生理機能検査部
関口兼司	神戸大学大学院医学研究科神経内科学
園生雅弘	帝京大学医学部神経内科学講座
高橋秀俊	国立精神・神経医療研究センター精神保健研究所児童・予防精神医学研究部
髙松直子	徳島大学病院神経内科
立花直子	関西電力病院神経内科・睡眠関連疾患センター
田中夏奈	小牧市民病院臨床検査科
津田笑子	札幌しらかば台病院神経内科
飛松省三	九州大学大学院医学研究院脳神経病研究施設臨床神経生理
内藤 寛	日本赤十字社伊勢赤十字病院脳神経内科
中島 亨	杏林大学保健学部臨床心理学科
中村雄作	和泉市立総合医療センター脳神経内科
西谷由美子	総合大雄会病院技術検査科
根来 民子	安城更生病院小児科
野寺裕之	徳島大学大学院医歯薬学研究部臨床神経科学分野（神経内科）
橋口公章	はしぐち脳神経クリニック
橋本修治	天理よろづ相談所病院白川分院
羽田康司	筑波大学医学医療系リハビリテーション科
畑中裕己	帝京大学脳神経内科・電気診断センター
原 恵子	原クリニック
東原真奈	東京都健康長寿医療センター神経内科・脳卒中科
人見健文	京都大学大学院医学研究科臨床病態検査学（検査部）
藤井正美	山口県立総合医療センター脳神経外科・てんかんセンター
藤原俊之	順天堂大学大学院医学研究科リハビリテーション医学
前原健寿	東京医科歯科大学脳神経外科

正門由久	東海大学医学部専門診療学系リハビリテーション科学
松本理器	京都大学大学院医学研究科臨床神経学
三澤園子	千葉大学大学院医学研究院神経内科学
水野勝広	慶應義塾大学医学部リハビリテーション医学教室
森岡隆人	福岡市立こども病院脳神経外科
八木和広	潤和会記念病院臨床検査室
山内孝治	大隈病院医療技術部
吉村匡史	関西医科大学精神神経科学教室
谷中弘一	獨協医科大学病院臨床検査センター
渡邉由佳	獨協医科大学神経内科

各問題の冒頭に，出題時の正答率をもとに難易度を記載した．
難易度は，医師（医），技術師（技）別に，難問（★★★），標準（★★），平易（★）の3段階で記載している．

A-1. 神経生理学の基礎
A-2. ME 技術と安全対策

問題001　ニューロンとシナプス

興奮性シナプス後電位(EPSP)発生時の膜電流について正しいのはどれか．

① シナプス下膜にも，シナプス部から離れた静止膜にも内向き電流が流れる．
② シナプス下膜にも，シナプス部から離れた静止膜にも外向き電流が流れる．
③ シナプス下膜には内向き電流が流れ，シナプス部から離れた静止膜には外向き電流が流れる．
④ シナプス下膜には外向き電流が流れ，シナプス部から離れた静止膜には内向き電流が流れる．
⑤ 膜電流は流れない．

解　説　　医★★★技★★☆

- **シナプス構造とシナプス過程**

　本問題は，興奮性シナプス後電位(excitatory postsynaptic potential：EPSP)発生時に流れる膜電流(シナプス電流)に関するものである．シナプスで起こる事象は次のようなものである．1. シナプス前神経細胞から興奮性神経伝達物質が放出される．2. 伝達物質がシナプス下膜(シナプス後膜)にあるリガンド依存性イオンチャネルの受容体と結合するとチャネルが開く(図1左下囲み枠内の(2))．3. チャネルが開くと，シナプス後神経細胞の静止膜部に外向きの膜電流が流れる．4. この外向き膜電流によって静止膜部は脱分極しEPSPが発生する(図1)[1]．

- **膜電流と膜電位変化についての予備的考察**

　シナプス電流の流れ方を解説する前に，末梢神経を電気刺激した際の電流の流れ方と膜電位の変化について簡単にみておきたい．刺激電極の陽極では，陽極から出た電流は細胞膜を横切って細胞内へ流れ込み(内向き膜電流)，その部位の細胞膜を過分極する．一方，陰極側では，細胞内から細胞外へ細胞膜を横切って出てきた電流(外向き膜電流)は陰極に吸収されていく．この外向き膜電流によって，陰極側の細胞膜は脱分極する．脱分極が閾値を越えると活動電位が発生する．電気刺激時，陰極側で活動電位が発生するのは，このような機序による．このように，内向き膜電流は静止膜を過分極し，外向き膜電流は静止膜を脱分極する．電流の流れる方向と膜電位の変化の方向は，シナプスにおいても同様である．前節3.の過程で静止膜には外向き膜電流が流れ膜電位は脱分極する．この脱分極がEPSPである．

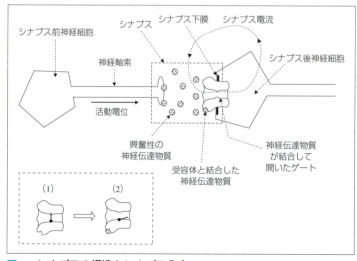

図1　シナプスの構造とシナプス入力
(文献1)より改変)

- **静止膜電池とシナプス下膜の膜電池**

　では，なぜ静止膜を外向き膜電流が流れるのであろうか．それは静止膜とシナプス下膜（シナプス後膜）の間で，膜電池の起電力に差が発生するからである．静止膜電位が細胞内陰性であるのは，静止膜に細胞内陰性の膜電池が存在するからである．K^+（カリウムイオン）チャネルがこの膜電池の主たる構成要素である．一方，シナプス下膜でリガンド依存性にイオンチャネルが開くと，このイオンチャネルはNa^+（ナトリウムイオン）とK^+をほぼ同程度に通過させるようになる．このようなイオンチャネルが形成する膜電池の起電力はほぼ0 mVとなることがわかっている．つまりシナプス下膜には起電力0 mVの膜電池が存在することになるが，これは膜電池が存在しないことに等しい．したがって，シナプス下膜は膜抵抗のみからなる電気回路で表すことができる．

- **シナプス過程の電気的等価回路**

　以上から，シナプス後神経細胞には，図2に示したような電気回路ができあがる．この回路を電池の起電力に従って電流が流れる．静止膜では外向き膜電流が流れ，シナプス下膜では内向き膜電流が流れる．図示したのは回路一つだけであるが，実際には，シナプス下膜近傍の静止膜すべての領域から外向き膜電流が流出し，シナプス下膜で流入していく．外向き膜電流によって静止膜は脱分極する．しかし，その大きさは静止膜の膜電池の起電力を越えることはない．つまり静止膜は脱分極しても細胞外に対して細胞内陰性の電位にとどまる．一方，シナプス下膜では，内向き膜電流によって，オームの法則に従い電圧降下が起こって，細胞外に対し細胞内は陰性電位となる．これは，内向き電流によって，シナプス下膜直下の細胞内電位は，シナプス下膜の起電力（0 mV）より過分極することを意味している．このようにして，静止膜領域もシナプス下膜領域も細胞外に対して細胞内陰性の電位を示すが，静止膜電位と比べると，いずれも脱分極した電位を示すことになる．これが細胞内で記録されるEPSPである．以上から，正解が③であることがわかる．

- **Sinkとsourceの意味**

　シナプス下膜では生理的な過程（リガンド依存性イオンチャネルの開孔）が生起していて，細胞外から細胞内へ電流が流れ込むため"active sink"とよばれている．一方，静止膜部では膜状態の特別な変化なし（イオンチャネルの変化なし）に電流が流れ出してくるので"passive source"とよばれている．"sink"は台所の流しに水が吸い込まれていくイメージであり，"source"は水が湧き出てくるイメージである．

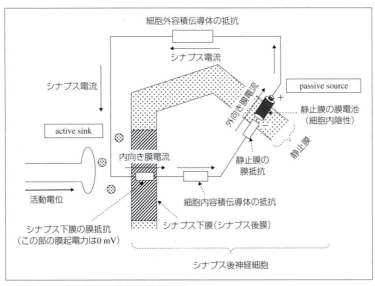

図2　シナプス過程の電気的等価回路

【文献】
1) 橋本修治：これでわかる！臨床電気神経生理学 ファーストステップ―静止膜電位・活動電位・EPSPはどのように発生するのか？ 診断と治療社，東京，89-107，2015.

解答 ③

問題002　静止膜電位と活動電位

細胞内電位について誤りはどれか．ただし，細胞外を基準電位(0 mV)とする．

① 静止状態の細胞内電位は，細胞膜に近い部位のほうが細胞膜から離れた部位より大きな陰性電位を示す．
② 活動電位は細胞内陽性の電位である．
③ 興奮性シナプス後電位(EPSP)は細胞内陰性の電位である．
④ 抑制性シナプス後電位(IPSP)は細胞内陰性の電位である．
⑤ 終板電位(EPP)は細胞内陰性の電位である．

解説　医★★☆ 技★★★

・はじめに

本問の正解は①である．選択肢②〜⑤の内容自体が正しいことは，多くの解説を要しないであろう．しかし，なぜ正しいのか，これら電位の発生機序にさかのぼって解説するには多くの紙数を要する．そこで，選択肢②〜⑤については図1をもって代用し，本解説ではもっぱら選択肢①について，静電気学的考察と電気的等価回路による考察を行いたい．

・静電気学的考察

静止状態においては，細胞膜や細胞内外の容積伝導体(電解質溶液)を流れる電流は存在しない．細胞内には，陰性電荷が陽性電荷よりわずかだが数多く存在し，細胞内は陰性に帯電している．これは，陽性電荷と陰性電荷を対にして数えたとすれば，対を形成しない過剰な陰性電

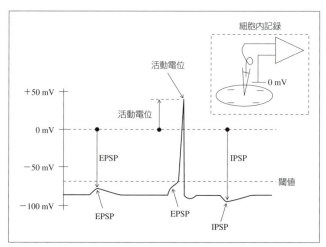

図1　各種電位の細胞内記録の模式図
陽性が上向きで表示されていることに注意．細胞外を基準電位としたとき，活動電位は細胞内陽性，EPSPとIPSPは細胞内陰性の電位である．EPPはEPSPの一種であり細胞内陰性の電位である．

荷が細胞内に存在することを意味する．過剰な陰性電荷は，細胞膜近傍に分布し細胞の内部に広く分布することはない．なぜなら，陰性電荷同士間には相互に強い反発力が作用するからである．このため，過剰な陰性電荷は細胞内の辺縁部，すなわち，細胞膜近傍部に押しやられそこに分布している．このとき，細胞内は細胞外に対して一様に陰性電位を示し等電位となる．なぜかというと，細胞内に少しでも電位差が存在すれば，電位差を打ち消す方向に陽イオンや陰イオンが移動していくからである[1]．

仮に，問題文にあるように，細胞膜に近い部位Aのほうが離れた部位Bより大きな陰性電位を示し，両者間に電位差が存在するとしてみよう（図2-[1]）．同じ導体内の部位A－B間に電位勾配が存在することになるが，この状態は安定しない．なぜなら，電位勾配に従った電荷の移動が起こるからである．導体とは，電位勾配に従って自由に移動できる多数の電荷（自由電荷）をもった物質であることを思い出しておこう[2]．陽イオンが，相対的に電位が高い部位Bから電位の低いAへ移動し，陰イオンがAからBへ移動していく．部位Aでは陽イオンが増加し陰イオンが減少するため電位は高くなる．Bでは逆のことが起こり電位は低下する．この過程が続いて，部位AとBが等電位になるとイオンの移動は止まる．こうして，たとえ細胞内に電位差が存在したとしても，細胞内は等電位となって電気的に安定する．静止状態においては，細胞内に電位差のない状態が安定し持続可能な状態である．以上から，選択肢①で述べられていることは誤りであることがわかる．

本論から少し離れるが，ある電荷の近くが大きな電位を示し離れるにつれ電位が小さくなっていくのは，真空中や絶縁体内であって導体内ではないことにも注意しておこう．真空中や絶縁体内では電位勾配があっても，それを中和する自由電荷が存在せず電荷の移動が起こらないからである．

・ 電気的等価回路による考察

静止状態の細胞膜には，細胞内に陰極を向けた膜電池が存在する（図2-[2]）．この電池によって，細胞外に対して細胞内は陰性となる．電池の起電力はカリウムイオンの平衡電位より少し陽性側に偏っているが，すべて等しい起電力を持っている[1]．等しい起電力の電池が並列

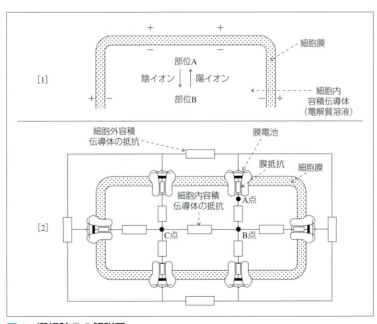

図2　選択肢①の解説図
[1]：静電気学的考察の図．細胞の下半分は省略されている．部位Aは部位Bより電位が低いと想定している．詳細は本文参照．[2]：静止状態の電気的等価回路．

に配置されているのでこの回路に電流は流れない．細胞内の容積伝導体を，図2-[2]のようにいくつかの抵抗に分割してみよう．このとき，細胞膜に近いA点と細胞膜から離れたB点間に電流は流れていない．オームの法則（V＝IR）からI＝0とすればV＝0となる．つまりA―B間に電位差は存在しない．これは，静電気学的考察によって，電荷の一定方向への動き（電流）がない導体内は等電位であるとしたことが，オームの法則と一致することを示している．その他の細胞内部位（例えば図2-[2]，C点）も，A点やB点と等電位であり細胞内に電位差は存在し

ない．以上から選択肢①で述べられていることは誤りであることが分かる．

【文献】
1) 橋本修治, 幸原伸夫：臨床電気神経生理学の基本 脳波と筋電図を日々の臨床に役立つものとするために．診断と治療社，東京，60-85，2013．
2) Feynman RP, Leighton RB, Sands ML. 宮島龍興（訳）：ファインマン物理学Ⅲ：電磁気学．岩波書店，東京，54-64，1991．

解答　1

問題003　興奮と抑制

脊髄での抑制系について誤りはどれか．
① 相反神経支配
② シナプス前抑制
③ シナプス後抑制
④ Renshaw細胞
⑤ シナプス後促通

解説　医★★☆技★★★

・脊髄の反射

反射弓 reflex arcは，神経活動の基本的単位であり，感覚器➡求心性ニューロン➡シナプス➡遠心性ニューロン➡神経筋接合部（筋）である．シナプスでは，興奮性シナプス後電位（excitatory postsynaptic potential: EPSP）および抑制性シナプス後電位（inhibitory postsynaptic potential: IPSP）を生じる．この単一シナプスを有する反射弓を単シナプス反射とよび，求心性ニューロンと遠心性ニューロンとの間に一つ以上の介在ニューロンが介在する場合，多シナプス性とよぶ．単シナプス反射の代表的なものは，伸張反射である．反射を起こす刺激は，筋伸張で，応答は伸張された筋の収縮である．膝蓋腱反射は，代表的なもので，膝蓋腱をたたくと大腿四頭筋の伸張が起こり誘発される．すなわち，膝蓋腱叩打により，筋紡錘でインパルスが発生し，求心性ニューロンを介して脊髄運動ニューロンを促通し，大腿四頭筋の伸張反射が引き起こされる．

・相反神経支配

伸張反射が起きる際に，伸筋と屈筋の間で伸筋に伸張反射が起こる場合，屈筋の運動ニューロンは抑制される．屈筋が収縮しているとき，拮抗筋である伸筋は抑制されて弛緩している（図1）．反対に伸筋が収縮しているときは屈筋が抑制されて弛緩する．こうした現象を相反神経支配[1]とよぶ．これは，伸筋からのⅠa群線維が抑制性介在ニューロンを介して屈筋の運動ニューロンに接続しているからである．この抑制をⅠa抑制ともいう．

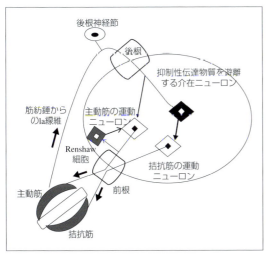

図1　相反神経支配

・脊髄でのシナプス後抑制とRenshaw細胞

　筋紡錘からの求心性ニューロンは，その筋を支配している脊髄運動ニューロンに直接到達している（図1）．求心性線維のインパルスはシナプス後ニューロンにEPSPを引き起こし，同時に介在ニューロンを介して拮抗筋を支配する運動ニューロンにIPSPが発生する（シナプス後抑制）．その結果，拮抗筋の抑制が起こり拮抗筋は弛緩する．Renshaw細胞は脊髄灰白質に認められる抑制性介在ニューロンで，運動ニューロンの反回側枝を介して興奮性入力を受け取り，次にグリシンを神経伝達物質とする抑制性シナプスを介して運動ニューロンを抑制する（図1）．これを反回抑制といい，運動ニューロンの出力を調節している．

・シナプス前抑制と前促通

　一つの神経細胞から他の神経細胞へのインパルスの伝達はシナプスで行われる．脊髄では，シナプス前終末がシナプス後ニューロンの細胞体や樹状突起近位部に終止する．シナプス前終末とシナプス後膜の間をシナプス間隙とよび，シナプス後膜には多くの神経伝達物質受容体が存在する．シナプス前で起こる相互作用には，シナプス前抑制（presynaptic inhibition）とよばれ，興奮性シナプスが放出する伝達物質の量を減少させることによってシナプス伝達を抑制する現象である．おもな抑制性シナプスは，GABA作動性シナプスとグリシン作動性シナプスであり，複数の神経伝達物質を共放出するシナプスも存在する．また，シナプス前促通（presynaptic facilitation）とよばれ，興奮性シナプスが伝達物質を放出するのを増加させる現象がある．シナプス前促通（presynaptic facilitation）は，活動電位の持続が長引き，Ca^{2+}チャネルが長い時間開いているときに起こる．

　以上より，シナプス前促通が正しく，シナプス後促通は誤りである．

【文献】
1) Ganong WF, 星　猛, 岡田泰伸, 河原克雅, 他（訳）: 医科生理学展望. 第19版, 6章反射. 丸善, 東京, 133-138, 2000.

解答　5

問題 004　末梢神経（脳神経系，体性神経系，自律神経系）

皮膚触圧覚を伝える神経線維はどれか．

① Aα 線維
② Aβ 線維
③ Aδ 線維
④ B 線維
⑤ C 線維

解説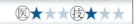

末梢神経線維は，髄鞘の有無（有髄，無髄），直径，伝導速度から分類される（表1）．有髄線維のほうが無髄線維より伝導速度が速く，直径が大きいほうが小さいほうより伝導速度が速い．

Aα 線維は有髄線維で，体性運動（運動神経）と自己受容（筋紡錘）のインパルスを伝える．最も伝導速度が速い．Aβ 線維は有髄線維で触圧覚を伝える．Aα の次に伝導速度が速い．Aδ 線維は，侵害受容器からの鋭く速い痛みや温度覚を伝える．B 線維は自律性（交感神経節前線維）のインパルスを伝える．C 線維は無髄で鈍く，遅い痛みや温度覚を伝える．また，自律性（交感神経節後線維）の線維でもある．最も伝導速度が遅い．

解答　2

表1　神経線維の種類と伝導速度

線維の機能と太さによる分類（Lloyd-Hunt の分類）				電気生理学的性質による分類（Erlanger-Gasser の分類）	
機能	直径（μm）	髄鞘	名称（役割）	伝導速度（m/s）	名称（役割）
求心性（感覚，知覚）	12〜20	有	Ⅰa（筋紡錘から）Ⅰb（腱受容器から）	70〜120	Aα
	5〜12	有	Ⅱ（筋紡錘から）	30〜70	Aβ（皮膚触圧覚）
	2〜5	有	Ⅲ	12〜30	Aδ（部位が比較的明瞭な皮膚温痛覚）
	<1	無	Ⅳ	0.5〜2	C（後根神経 C, 内臓痛, 皮膚温鈍痛）
遠心性（運動）	12〜20	有	α（骨格筋へ）	70〜120	Aα
	3〜6	有	γ（筋紡錘へ）	15〜30	Aγ
自律性	<3	有		3〜15	B（自律神経節前線維）
	0.5〜1	無		0.5〜2	C（自律神経節後線維，体性感覚 C）

問題005　電流と電圧

電極について正しいのはどれか．2つ選べ．
① 電極電位は電極とペーストの接触面で発生する．
② 平衡電極電位は電極の金属材質にかかわらず一定である．
③ 銀塩化銀電極は不分極性電極である．
④ 金電極は界面で電流が流れやすく分極電位が小さい．
⑤ ドリフト雑音を除くためには直流増幅器（DCアンプ）が適している．

解説

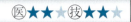

- **平衡電極電位**

電極の金属がイオンを含んだ溶液（ペーストなど）と接すると，接触面に正負のイオンが向き合う電気二重層ができ，電位差が生じる．これを電極電位という．この電極に電流が流れていないときの電位を平衡電極電位という．金属の材質によって平衡電極電位は大きく異なる（表1）．

- **分極電位**

電極とペーストに直流電流を流すと，直流抵抗成分のために電極電位が平衡電極電位から変化する．これを分極といい，電極電位＝平衡電極電位＋分極電位となる．どのような電極でも分極は生じるが，分極電位が小さく，速やかに平衡電位に戻る特性を持つ電極を不分極性電極とよび，その代表が銀-塩化銀（Ag/AgCl）電極である．不分極性電極は電極ごとの電位が安定しており，分極電位も小さく，生体信号用電極として最適である．金，銀，白金，タングステン，ステンレスなどは分極性電極で，電流が流れにくく分極電位が大きいので変位が大きく，平衡電位に戻るまでに時間を要する．

- **ドリフト雑音**

電極が機械的な動きや振動を受けると電気二重層の状態が変化して電極電位が変動し，基線の動揺や不規則な動きとして記録される（ドリフト雑音）．また発汗などでペースト内のイオ

表1　金属の平衡電極電位

金属の種類	平衡電極電位
金　Au	＋数100 mV（安定せず）
白金　Pt	＋400〜＋450 mV
銀　Ag	＋10〜−20 mV
タングステン　W	−150〜−190 mV
モリブデン　Mo	−90〜−110 mV
銅　Cu	−140〜−160 mV
ステンレス鋼　SUS27	＋200〜−160 mV
はんだ　solder	−520〜−550 mV
軟鉄　Fe	−500〜−550 mV
銀-塩化銀　Ag/AgCl	＋70 mV

ン濃度が変化しても同様の変動がみられる．一般の脳波や筋電図で用いられる増幅器は，ドリフト雑音を除くために初段に高域通過（＝低域遮断）フィルターの入った交流増幅器（ACアンプ）である．直流増幅器（DCアンプ）は直流成分まで増幅することから，安定した電極と組み合わせてelectrooculogram（EOG）などの偏位量を計測することに用いられる．

【参考文献】
- 瀬川義朗, 橋本修治：神経生理検査とアーチファクト対策. 第44回日本臨床神経生理学会技術講習会テキスト. 157-162, 2007.
- 石山陽事：臨床神経生理検査におけるME技術. 松浦雅人編 臨床神経生理検査の実際. 新興医学出版社, 東京, 6-25, 2007.

解答　1, 3

問題 006　交流雑音(ハム)

図のような交流雑音が混入した記録で，交流雑音を抑制する作業として誤りはどれか．

① 30 Hzの低域通過フィルターをかける．
② 時定数を0.3から0.1に変更する．
③ 皮膚抵抗を下げる．
④ ノッチフィルターの周波数設定(東日本50/西日本60 Hz)を確認する．
⑤ リード線をまとめる．

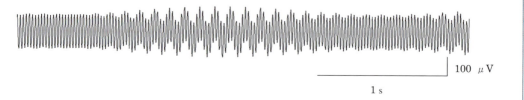

解　説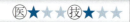

・交流雑音の原因

本題は計測時にしばしば問題となる交流電源による雑音(ノイズ)の理解とその対策を問うものである．

家庭用電源で使われる交流電流は電圧が100 Vが元なので，脳波の10～100 μVに比べ非常に大きい．いたるところに配線があるため記録中重畳しやすく，日常よく見かけるノイズの一つといえる．波形は非常に機械的なサイン波様に見えるので同定はしやすい．

交流によるノイズ(交流雑音)を取り除くには，皮膚抵抗を下げてSNを上げる(選択肢③)やリード線をまとめる(選択肢⑤)，またノイズ源となりそうなものを脳波計から離すなど，きれいに記録する工夫がまずとられるべきだが，しばしば十分にとれないときにはフィルターを使って取り除くこともできる．

・ハムフィルターとは

フィルターで交流雑音を取り除くためにハムフィルター(ACフィルター)をかけると，他の信号への影響が少ないと考えられる．ハムフィルターは50 Hzあるいは60 Hzとその周囲数 Hz

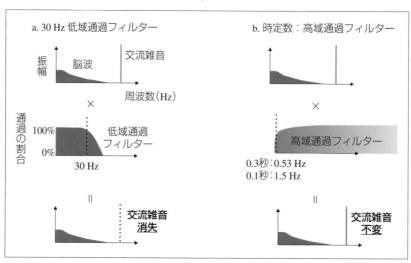

図1　低域・高域通過フィルターと交流雑音の関係(模式図)

の狭い帯域だけ減衰するように設計されており，ハムフィルターで交流ノイズは目に見えて減衰する．一方，狭い帯域にだけ有効なので，50 Hz と 60 Hz で設定を間違えると全く効果がみられない．ハムフィルターをオンにしても期待する変化がないときは周波数が合っているか設定画面で確認するのがよい．納品時などにまれに合ってないことがある．東日本が 50 Hz，西日本が 60 Hz で設定されている．

交流雑音だけでなく筋電図やその他の高周波ノイズもある場合はいろいろな周波数が含まれるためハムフィルターだけでは取り切れない．安静その他の工夫でも改善できないときは，低域通過（＝高域遮断）フィルターが有効である．通常は 60〜120 Hz になっていることが多いと思われるが，30 Hz，場合によっては 15 Hz まで下げることで交流雑音を含めた高周波ノイズが減衰する（図 1-a）．

時定数は高域通過（＝低域遮断）フィルターの設定で，0.53 Hz（0.3 秒）か 1.5 Hz（0.1 秒）で設定することが多いので，これらは交流雑音への影響はない（図 1-b）．時定数は体動，発汗などによるゆっくりした（0.1〜1 Hz 程度）アーチファクトが取り切れないときに調節することになる．

解答　2

問題 007　電圧増幅器の入力インピーダンスと電極接触抵抗

電極インピーダンス，接触インピーダンスについて誤りはどれか．
① 電極インピーダンスとは電極自体が持つインピーダンスである．
② 接触インピーダンスとは皮膚と電極との間の接触部に発生するインピーダンスである．
③ 接触インピーダンスは電極インピーダンスに比べてかなり小さいため無視することができる．
④ 電極インピーダンスと接触インピーダンス，および増幅器の入力インピーダンスは直列に接続されている．
⑤ 電極インピーダンスと接触インピーダンスは比較的大きいため増幅器には入力インピーダンスの大きなものが必要となる．

解説　医★★☆技★★★

- **電極インピーダンス**

電極インピーダンスとは，電極自体が持つインピーダンスのことである．接触インピーダンスとは，皮膚と電極との間の接触部に発生するインピーダンスのことである．電極インピーダンスは接触インピーダンスに比べてかなり小さいため無視することができる．

- **接触インピーダンス**

皮膚から表面電極を用いて，記録する場合，接触インピーダンスは通常 20〜40 kΩ である．接触インピーダンスを低下させるためには，電極と皮膚との接触面積を大きくすること．電極ペーストを用いて，皮膚のインピーダンスを低下させることである．なお電極は，生体に接して安定した状態で，良好な接触が保たれるように，固定することが必要である．

- **入力インピーダンス**

入力インピーダンスとは，交流信号の電気回路における，回路の入力部が持っている抵抗のことであり，入力端子に信号を入力した際の抵抗値を示す．入力インピーダンスは高いほど電流があまり流れ込まず，微弱な信号が測定できるとされる．たとえば針電極で運動単位電位（A）を記録する場合など，筋組織と針電極の接

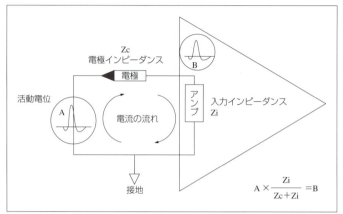

図1　入力インピーダンス（本文参照）
（文献 1, 2）より）

触インピーダンス Zc と入力インピーダンス Zi によって構成される抵抗分割回路の影響を受け，A×｛Zi/(Zi+Zc)｝の減衰が生じる．両者のインピーダンスがほぼ同じであれば，アンプに入力される信号は元の電位の 1/2 だけしか記録できないこととなる（図1）．

・**電極インピーダンスと入力インピーダンス**

電極インピーダンスは，また周波数によって変化する．波形のゆがみを最少にし，雑音を除去するためにも，様々な周波数で電極よりアンプの入力インピーダンスが 100 倍以上大きいことが必要である．電極インピーダンスは，同心針電極では低周波では 1 MΩ ほどであり，その結果として入力インピーダンスが 100〜200 MΩ 以上必要ということになる．単一線維電極（導出電極面積が小さく，抵抗が高い）でも材質にもよるが，100 kΩ ほどである．以上より現在の筋電計の入力インピーダンスは，100 MΩ 以上である．

・**電極・接触インピーダンスと入力インピーダンスの関係**

電極・接触インピーダンス（Zc）と入力インピーダンス（Zi）は直列に接続されているので，生体起電力（E）は両インピーダンスの大きさに比例して分圧される．たとえば，Zi≪Zc の場合（つまり，入力インピーダンスが小さい場合）には，上記の式の分母が非常に大きくなり，増幅器入力電圧は 0 に近づくため，増幅器に入る電圧は小さくなってしまう．また，電圧が小さくなるだけでなく，周波数にも影響され波形自体にもゆがみが生じる．

一方，Zi≫Zc の場合（つまり入力インピーダンスが大きい場合）には，上記の式の分母の Zc+Zi≒Zi と考えられるため，Zi の分母分子が消え増幅器入力電圧≒生体起電力となり，生体起電力がそのまま増幅器の入力電圧（信号）となる．ゆえに生体内部信号を正確に取り出すには，入力インピーダンスの大きな増幅器を用いなければならない．

【文献】
1) Gitter AJ, Stolov WC：AAEM minimonograph #16：instrumentation and measurement in electrodiagnostic medicine--Part II. Muscle Nerve 18：812-824, 1995.
2) 正門由久：筋電図に必要な ME 基礎知識．日本臨床神経生理学会，筋・末梢神経電気診断技術向上委員会，認定委員会（編）．モノグラフ　神経筋電気診断を基礎から学ぶ人のために．日本臨床神経生理学会，東京，81-87, 2013.

【参考文献】
・Preston DC, Shapiro BE：Artifacts and Technical Factors, Preston DC, Shapiro BE（eds）, Electromyography and Neuromuscular disorders：Clinical-Electrophysiologic Correlations 3rd ed, Elsevier, Philadelphia, 71-89, 2013.

解答　3

問題008　電圧増幅器の入力インピーダンスと電極接触抵抗

電圧の増幅度 40 dB とは，次のどれを意味するか．

① 10 μV の入力が 400 μV として出力される．
② 10 μV の入力が 1 mV として出力される．
③ 10 μV の入力が 10 mV として出力される．
④ 10 μV の入力が 40 mV として出力される．
⑤ 10 μV の入力が 1 V として出力される．

解説　医★★★技★★★

電圧(V)の場合，dB(デシベル) = $20 \log_{10}$(Vout/Vin)であるため，40 dB の場合は Vout/Vin = 10^2 = 100 となる．10 μV の入力が 100 倍大きくなって出力されるため，1000 μV = 1 mV が正解である．Bel(ベル)の語源は，アレクサンダー・グラハム・ベルが電話における電力の伝送減衰の度合いを表すのに最初に用いたことに由来する．送信側の電力を W1，受信側の電力を W2 とするとき，2つのエネルギー比(W2/W1)の対数をとったものを Bel(ベル)という単位で表した．つまり

$$\text{Bel} = \log_{10}(W2/W1)$$

しかし，日常よく使われる 2 倍から 10 倍の範囲は 0.3 ベルから 1.0 ベルとなり，ベルだと使い勝手がよくない．そこで数値が 10 倍になるように単位のほうを 1/10 倍したデシベル(deci-Bel)を用いるようになった．デシベルは，ベルに 1/10 を意味するデシ(記号：d)を付けたものである．

これを dB と表記し，デシベルあるいは略して「デービー」とよぶことが多い．したがって

$$\text{dB} = 10 \log_{10}(W2/W1)$$

また，エネルギー W(または電力)は，電圧 V と電流 I の積であるため，抵抗値 R とすると，オームの法則($V = I \cdot R$)を用いて，次のように書き換えることができる．

$$W = V \cdot I = V \cdot V/R = V^2/R \text{ あるいは}$$
$$W = V \cdot I = IR \cdot I = I^2 \cdot R$$

ここで入力の抵抗値 R1 と出力の抵抗値 R2 が等しいとすると，エネルギー W(または電力)は電圧あるいは電流の自乗となるので，

$$\text{dB} = 10 \log_{10}(W2/W1) = 20 \log_{10}(V2/V1)$$
$$= 20 \log_{10}(I2/I1)$$

となる．なお，ベルは対数式による比率単位であるため，「基準値あるいは入力値に比べて測定値あるいは出力値は何デシベル」というふうに用いる．

解答　2

問題009　時定数と周波数特性について

低域遮断周波数を 0.1 Hz とした矩形波の較正信号で，矢印で示す時間に最も近い値はどれか．

① 0.1 秒
② 0.3 秒
③ 1.0 秒
④ 1.6 秒
⑤ 2.2 秒

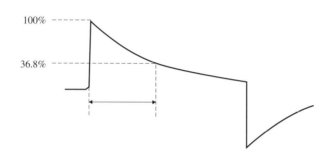

解説　医★★★技★★★

矩形波の較正信号における時定数を求める問題である．図の矢印の時間範囲，すなわち，矩形波信号の振幅が $1/e$（$e ≒ 2.718$ であるため，$1/e$ が約 36.8％）になるまでの時間を時定数 $τ$ と表記する．一般に，低域遮断周波数を Flc（low cut）(Hz) とすると，$Flc = 1/2πτ$ であるため，$Flc = 0.1$，$2π ≒ 6$ として，時定数 $τ$ を求めると，$0.1 ≒ 1/6τ$ であるため

$τ ≒ 10 ÷ 6 = 1.66$

したがって，正解は④となる．

【参考文献】
- 橋本修治, 幸原伸夫：臨床電気生理学の基本　脳波と筋電図を日々の臨床に役立つものとするために．診断と治療社，東京，170-178，2013．

解答　4

問題010　時定数と周波数特性について

時定数を 0.3 秒から 0.1 秒に変更した．脳波表示の変化で**誤り**はどれか．2 つ選べ．

① 徐波の振幅が低下する．
② 筋電図の混入が減少する．
③ 呼吸運動による基線の動揺が減少する．
④ 眼球運動アーチファクトの振幅が低下する．
⑤ 低域遮断フィルターは 1.59 Hz から 0.53 Hz に変更された．

解　説　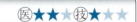

医学の分野では低域遮断周波数を規定するものにのみ，一般的に時定数の用語が用いられている．

- **時定数**

電圧の増幅度が最大増幅度の $1/\sqrt{2}$ （≒0.7）まで減じた周波数を下限周波数（fcl）とよび，低周波を遮断する CR 回路（微分回路）を高域通過（低域遮断）フィルターという．また，高周波を遮断する RC 回路（積分回路）を低域通過（高域遮断）フィルターという．fcl＝$1/(2\pi CR)$ で示され，$CR=\tau$ を時定数とよぶ．たとえば，時定数 0.3 秒の低域遮断周波数は約 0.53 Hz であり，時定数 0.1 秒では約 1.59 Hz である．また，低域遮断周波数より低い周波数は全く入力されないわけではなく，最大増幅度の約 0.7 倍以下に減衰される．時定数は，較正電圧を入れたときその振幅が 37% に減衰するまでの時間である．つまり，較正波形で時定数の確認がある程度可能である．

以下，選択肢ごとに説明を加える．
①1.5 Hz 以下の成分が減少するため，時定数を短くするとδ波などの徐波の振幅が低下する．とくに低振幅のδ波が出現している場合には注意が必要である．
②筋電図などの高周波アーチファクトには高域遮断フィルターが有効である．高域遮断フィルターを低く設定すると棘波を見落としたり，筋電図などのアーチファクトを棘波と誤認したりするため注意が必要である．
③時定数を短くすると呼吸や発汗による基線の動揺が減少し，判読が容易となる．しかし，アーチファクト対策の基本は検査中のアーチファクト原因除去が基本である．枕の位置を変更するか室温を調節する．また，リード線を胸部に置かないようにするなどの対策が必要である．
④眼球運動のアーチファクトは前頭部優位に出現する．Fp1Fp2 電極ないし F7F8 電極により判別は容易であるが眼球運動モニタ電極の装着によりさらに判別が容易となる．眼球運動は低い周波数のアーチファクトであるため，時定数を短くすると振幅は低下する．しかし振幅が低下する以外に，波形が微分されて棘波様に変化する場合もあるため注意が必要である．さらに，時定数を短くすると位相が前進する．
⑤時定数が 0.3 秒から 0.1 秒に変更されると，低域遮断周波数は 0.53 Hz から 1.59 Hz に変更される．

【参考文献】
・橋本修治，瀬川義朗：脳波機器と基礎的電気知識．日本臨床神経生理学会認定委員会（編）．モノグラフ 臨床脳波を基礎から学ぶ人のために．日本臨床神経生理学会，東京，11-19，2008．

解答　2，5

問題011　A/D変換について

針筋電図検査のA/D変換のサンプリング時間として適切なのはどれか．

① 5 μs
② 50 μs
③ 500 μs
④ 5 ms
⑤ 50 ms

解説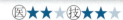

- **サンプリング**

サンプリング（標本化）とは，筋電図や脳波等のアナログ波形をデジタルデータにするため（アナログ→デジタル：A/D変換）に必要な処理である．単位時間あたりに標本をとる頻度をサンプリング周波数で表し（単位はHz），サンプリングレートともよばれる．サンプリング時間はサンプリング周波数の逆数で，サンプリング時間×周波数＝1秒の関係で，変換速度ともよばれる．ある波形を正しく標本化するには，「波形の持つ周波数成分の帯域幅の2倍より高い周波数で標本化する」というサンプリング定理をもとに，原信号の最も高い周波数成分の2倍より高い任意のサンプリング周波数を選ぶ．しかし，サンプリングレートが高くなるほど標本数が多くなり，メモリや記録媒体の制約を受ける．大容量メモリや高速プロセッサのなかった時代には，むやみに広帯域を記録することができなかったため，研究者は必要最小のサンプリングレートを選んでいた．

- **ナイキスト周波数**

設問の選択肢からサンプリング周波数を計算すると，5 μs→200 kHz，50 μs→20 kHz，500 μs→2 kHz，5 ms→200 Hz，50 ms→20 Hzとなる．針筋電図では，運動単位電位の素早い立ち上がりを記録するために10 Hz～10 kHzの周波数帯域を記録する必要がある．記録可能な信号の上限周波数はサンプリング周波数の1/2（これをナイキスト周波数という）であることから，この選択肢の中ではサンプリング時間50 μs（サンプリング周波数20 kHz，ナイキスト周波数10 kHz）が適切（実用的）となる．サンプリング時間5 μsでは理論上100 kHzまで記録できるが，オーバースペックであるばかりか，データ容量が10倍になり記録媒体に残せる時間も1/10になってしまう．

- **補足**

理論的にデジタル機器はサンプリング周波数の1/2まで記録可能であるが，A/D変換の際にサンプリング周波数の1/2（ナイキスト周波数）を越える周波数成分は，復元時（デジタル→アナログ：D/A変換）に折り返し雑音（エイリアシングノイズ）となるため，標本化の前段階で電極箱の増幅器にある低域通過（＝高域遮断）フィルターで遮断してしまう．フィルター回路の減衰特性（勾配）は急峻ではないため，所定の減衰特性を持ち，かつできるだけ広い通過帯域と許容できる位相特性を持つフィルターとして，サンプリング周波数の1/3 Hz前後のカットオフ特性が選ばれる．一般的なデジタル脳波計で使用されるサンプリング周波数は1000 Hzで，理論的には500 Hzまでの生体信号を損なわずに標本化できるが，カットオフ周波数300 Hz，−18 dB/oct程度の低域通過（＝高域遮断）フィルターで前処理が行われる．デジタル脳波計の周波数特性が300 Hzまでである理由はこのためである．脳波計の場合は使用チャネル数に関係なくこの関係は一定である．

一方，筋電計は針筋電図や神経伝導検査，各種大脳誘発電位など検査項目によって扱う周波数帯域が異なる．筋電計ではAD変換器を複数チャネルで共用するものが多いことから，1～2 ch使用のときは5～10 μsの高速でオーバーサンプリングして十分な記録帯域を確保している

が，多チャネル同時記録の場合にはチャネル数が増えるごとにサンプリング速度が下がり，高周波成分が記録できなくなる．

解答　2

問題012　同期加算平均の原理

加算平均について**誤り**はどれか．
① 交流雑音は軽減される．
② 筋電図雑音は軽減される．
③ 刺激のアーチファクトが改善する．
④ 加算回数は多いほどS/N比は大きくなる．
⑤ 刺激に同期した成分が確認しやすくなる．

解説　　医★★★　技★★★

「加算平均」は，「同期加算」とも称されるように，あるトリガーに同期した信号（波形）以外の成分が雑音として軽減される手法である．この処理によって周波数がランダムな背景脳波や筋電図などから，刺激に同期した波形が際立ち，誘発電位波形などの確認が容易となる．交流雑音は理論的には同位相となり除去できず，差動増幅器の効果やインピーダンス低減が重要となるが，商用交流の周波数にもわずかな誤差があるため位相のずれが生じ，加算平均でもある程度は軽減する．その効果は，非同期信号の位相のずれによって異なり，位相が180度ずれた信号A，Bの場合，2回の加算平均で雑音が除去されることになる（図1）．実際には雑音の振幅は，加算平均によって$1/\sqrt{N}$倍（N：加算回数）となるため，加算回数が多いほど低減，すなわちS/N比が大きくなる．ただし図2に示すように100回の加算で振幅は1/10まで低下し，その後は漸減する状態となり，通常の記録で無駄に加算回数を増やしても，偶発的な体動などによる大きな雑音が混入する可能性も高くなる．同期信号が比較的大きい感覚神経活動電位（sensory nerve action potential：SNAP）で10～20

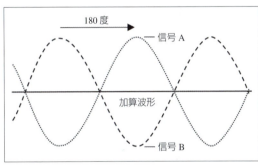

図1　位相が180度ずれた波形

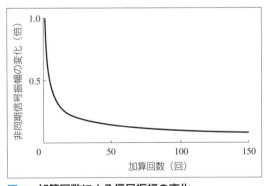

図2　加算回数による信号振幅の変化

回，逆に信号が小さな聴性脳幹反応（auditory brainstem response：ABR）で500～1,000回程度必要と思われ，一般的な誘発電位では数百回の加算が適当であろう．

本問題では，③「刺激のアーチファクト」は刺激と同期した信号であるため，加算平均によって改善することはない．

講習会テキスト編集委員会(編)：MEの基礎知識と安全管理．改訂第6版，南江堂，東京，2014．

解答　3

【参考文献】
- 日本生体医工学会ME技術教育委員会(監)，ME技術

問題013　同期加算平均の原理

加算平均法について，加算回数が500回の場合，S/N比(信号対雑音比)は約何分の一に改善されるか．最も近いものを選べ．

① 1/5
② 1/25
③ 1/50
④ 1/250
⑤ 1/500

解説　医★☆☆　技★★★

加算平均法では，加算回数 n に対してS/N比の改善率は $1/\sqrt{n}$ となる．したがって，加算回数500回の場合は $1/\sqrt{500} \fallingdotseq 1/22.4$ となり，最も近いものは1/25である．

【参考文献】
- 石山陽事：臨床神経生理検査におけるME技術．松浦雅人(編)．臨床神経生理検査の実際．新興医学出版社，東京，6-25，2007．

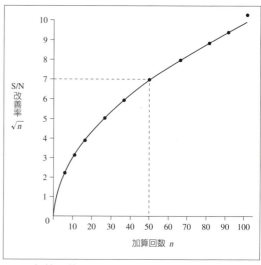

図1　加算回数によるS/N比改善率

解答　2

問題014　電気的安全対策(機能アース，保護アースなど)

正しいのはどれか．
① 脳波計や筋電計はクラスI機器に属する．
② 1 mA以上の電流が体表より人体に流れるとマクロショックを起こす．
③ 心臓に直接1 μAの電流が流れるとミクロショックを起こす．
④ テーブルタップの先端が2P+接地線付きならば使用しても構わない．
⑤ 雑音除去のためボディアースを検査室のアース端子に直接つないで検査を施行した．

解説　医★★☆ 技★★☆

電気的安全対策の中でもよく出題される問題である．

・**医用電気機器のクラス別分類**

医用電気機器の安全規格についてはJIS規格の中でクラス分類が定められている．漏れ電流を少なくするには電源からの基礎絶縁が基本であるが，基礎絶縁が壊れたときにも安全を確保するために追加保護手段を設ける必要がある．この追加安全手段はクラス別分類として規定されており，保護接地設備が必要なクラスI機器，使用上の設備による制限はないクラスII機器，外部電源に接続する場合はクラスI機器として働くことが条件である内部電源機器の3種類に分類されている．現在，医用電気機器はクラスI機器が多く，生理機能検査で使用する脳波計・筋電計・心電計など商用電源を使用する検査機器などはクラスI機器に属する．クラスII機器には一般家庭用医療機器や在宅人工呼吸器など，内部電源機器にはホルター心電計がある[1]．このクラスI機器を使用する際は，電源プラグは医用3Pプラグでなければならないという規定もある．2P+接地線付きのテーブルタップに関しては，保護接地がきちんとされている保証が得られないため，医用電気機器に使用することは好ましくない．病棟等で検査を施行する場合，電源をとるためにテーブルタップを使用することもあるが，機器との接続部が3P式の医用コンセントであるにもかかわらず，先端が2P+接地線付きであったり，接地部分のピンが破損していることがよくある．この状態で使用することは保護接地がされていないと

表1　人体のマクロショックによる電撃反応(商用交流，1秒間通電)

電流値	電撃反応
1 mA	ビリビリ感じはじめる(最小感知電流)
10 mA	手が離せなくなる(離脱電流)
100 mA	心室細動

(文献1)より改変)

同じことなので注意を要する．

・**マクロショック・ミクロショック**

電撃反応で起こり得る医療事故として代表的なもので試験によく出題されるのはマクロショック・ミクロショックの問題である．人体は商用交流付近の低周波電流に対して電撃に対する閾値が低く，人体表面に流れる電流が100 mA以上で1秒以上通電すると心室細動が誘発されることがある．これをマクロショックという．ミクロショックは心臓内に挿入している電極やカテーテルを通して直接低周波電流が流れて心室細動を起こす状態であり，0.1 mA(100 μA)の電流が直接心臓に流れると心室細動を起こすとされている(表1)[1]．

・**ボディアースの禁忌**

ボディアースについては，検査室やオペ室などの壁面にあるアース端子に直接つなぐことは，漏れ電流などが人体を通りアース端子に流れていくことになるので禁忌である．

以上のことからこの問題の正解は①である．

【文献】
1) 日本エム・イー学会ME技術教育委員会(監)：MEの基礎知識と安全管理．改訂第4版，南江堂，東京，69-76，2002．

解答　1

問題 015　B，BF，CF 形装着部機器

正しいのはどれか．
① 3P 差込プラグの医療機器でも 2P のコンセントしかなければ使用してもよい．
② ミクロショックは体の表面からの電気刺激によって引き起こされるものである．
③ マクロショックは 0.1 mA で引き起こされる．
④ 筋電計の漏れ電流対策は CF 形でなければいけない．
⑤ 漏れ電流で CF 形は BF 形もより安全性が高い．

解　説　　医★★★技★★★

　この問題は，医用電気機器の電源部などからの漏れ電流による電撃から被検者を守るための知識である（表 1，2）．

　以下，選択肢ごとに説明を加える．

　①医用電気機器にはクラス別分類があり，3P 差込プラグはクラス I 機器にあたる．電源から絶縁している基礎絶縁と，保護手段として保護接地を持っており，過剰な電流を逃がして生体に影響を及ぼさないようにしている．2P のコンセントしかなければ基礎絶縁が壊れた場合には感電してしまう可能性がある．また，追加保護手段として，二重に絶縁が補強絶縁されたものがクラス II 機器，医用安全超低圧電源を持つものをクラス III 機器，電池をのみを電源とする内部電源機器に分類される．

　②，③ミクロショックは，心臓に直接電流が流れてしまい心室細動を起こす．これに対してマクロショックは体の表面からの電気刺激によって心室細動が引き起こされるものである．前者は 0.1 mA で引き起こされ，後者は 100 mA で引き起こされる．

　④，⑤上記のような事故を防ぐために漏れ電流対策として BF 形，CF 形という規格がある．BF 形とは，外部から入出力部を介して直接電流が人体表面に流れないようにフローティング回路を有してしているものである．さらに，CF 形では，フローティング回路を有し，かつ，心臓に電流が流れないように，より規格を厳しくしたものである．よって，電気刺激装着部は BF 形以上のものでなければならない．

表 1　医用機器関連図記号

BF 形装着部	CF 形装着部	クラス II 機器	保護接地	接地
人	♥	□	⏚	⏛

（文献 1）より改変）

表 2　漏れ電流の種類と患者測定電流

接地漏れ電流	保護接地線（アース線）を流れる漏れ電流
外装漏れ電流	機器外装から大地に（操作者などを介して）流れる漏れ電流
患者漏れ電流-I	装着部から大地に（患者を介して）流れる漏れ電流
患者漏れ電流-II	信号入出力部に乗った電源電圧によって装着部から（患者を介して）大地に流れる漏れ電流
患者漏れ電流-III	（F 形絶縁）装着部に（患者を介して）乗った電源電圧によって機器から大地に流れる漏れ電流
患者測定電流	装着部の部分間に患者を介して流れる生理学的な効果を意図しない電流．増幅器バイアス電流やインピーダンスプレチスモグラフィーに使用する電流など

（文献 1）より改変）

【文献】
1) 石山陽事:第9章 安全対策.嶋津秀昭,石川敏三,石山陽事,他.臨床検査学講座 医用工学概論.医歯薬出版,東京,222-227,2005.

【参考文献】
・厚生省健康政策局医事課財団法人医療機器センター(監):臨床工学技士指定講習会テキスト.金原出版,東京,288-291,1988.
・秋葉 隆(監):臨床工学ポケットハンドブック.医薬ジャーナル,東京,473-484,2004.

解答 **5**

B

B-1. 脳波検査に関連する脳の生理と解剖
B-2. 患者への対応と処置
B-3. 脳波検査
B-4. 脳波計について
B-5. 正常脳波（判読法を含む）
B-6. 臨床脳波（判読法を含む）
B-7. 睡眠ポリグラフィ（PSG）
B-8. 脳死判定
B-9. 脳波分析
B-10. 脳誘発電位
B-11. 画像検査とその他の機能検査

問題016　脳波の発生機序

脳波の発生機序で正しいのはどれか．2つ選べ．

① 脳波電位は大脳皮質にある大錐体細胞のシナプス後電位が大きく関与している．
② 大錐体細胞が並列に並んでいることで電場の空間的加重がおきる．
③ 脳波発生源を取り囲む伝導性生体組織のうち最も伝導性が低いのは筋肉である．
④ 興奮性シナプス後電位（EPSP）は空間加重のみで電位が増大する．
⑤ シナプス電位は全か無の法則に従っている．

解説　医★☆☆　技★★★

以下，選択肢ごとに説明を加える．
①脳波電位は大脳皮質にある大錐体細胞のシナプス後電位が関与しているので正解．
②大錐体細胞が並列に並んでいることで電場の空間的加重が起きるので正解．

脳波は脳の電位変動（交流成分）を表している．大錐体細胞は大脳皮質第Ⅴ層に細胞体があり，それから皮質表面に向かって長い先端樹状突起を伸ばしている．細胞体が局所的に脱分極して興奮性シナプス後電位（excitatory postsynaptic potential：EPSP）が発生し，細胞内が陽性，細胞外が陰性となり細胞内に電流が生じる（図1-a）．この電流により深部陰性，表層陽性の電場が生じる．これは図1-bの双極子としてモデル化できる．これらの双極子が図1-cのように並列に並んでいることにより空間的に加重され，図1-dのような大きな双極子となる[1]．
③脳波発生源を取り囲む伝導性生体組織のうち最も伝導性が低いのは骨であるので誤り．

電極と発生源の間にある生体組織は生体電気現象の媒体となるので容積導体とよばれる．脳波発生源を取り囲む生体組織（脳，脳脊髄液，頭蓋骨，筋肉，頭皮，皮膚）のうち頭蓋骨が最も脳波を減衰させる[2]．
④興奮性シナプス後電位（EPSP）は空間的加重以外にも時間的加重により電位が増大するので誤り．

図1で示した空間的加重以外にも複数の双極子が同時期にEPSPを発生させることで時間的な加重が生じ，大きな双極子が形成される．
⑤シナプス電位は全か無の法則に従っていないので誤り．

神経終末からは伝達物質が放出され，それがシナプス後膜にEPSPあるいは抑制性シナプス後電位（inhibitory postsynaptic potential：IPSP）を発生させる．シナプス後電位の大きさは放出される伝達物質の量，活性化される受容体やイオンチャネルの数などシナプス後ニューロン膜の静的な電気的特性によって決定する．図2のシナプス電位はΣ（EPSP＋IPSP）となり，アナログ

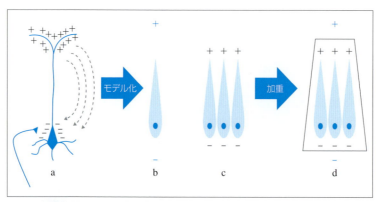

図1 大脳皮質大錐体細胞の双極子モデル

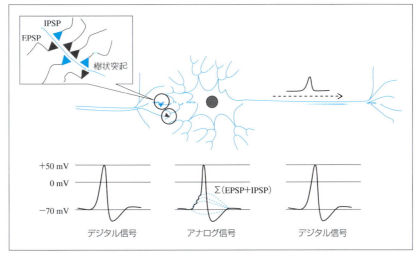

図2　EPSPとIPSPの加重による膜電位変化

信号加算となるため全か無の法則に従わない．活動電位に変換された時点でデジタル信号となり全か無の法則に従う[3]．

【文献】
1) 加藤元博：脳波律動の発生機構（I）．臨床脳波 40：399-405, 1998.
2) 飛松省三：脳波の導出法．日本臨床神経生理学会認定委員会（編），モノグラフ　臨床脳波を基礎から学ぶ人のために．日本臨床神経生理学会，東京，33-42, 2008.
3) 小澤瀞司，福田康一郎（総編）：標準生理学．第7版，医学書院，東京，134-136, 2010.

解答　1，2

問題017　脳波の発生機序

脳波の形成について，関係ないのはどれか．
① 渦電流
② 細胞外電流
③ 視床ニューロン
④ 大脳皮質大錐体細胞
⑤ 抑制性シナプス後電位

解　説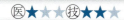

　渦電流は磁気刺激の際の誘導電流のことであり，脳波の形成とは関係がない．

- **脳波の電位発生機序**

　脳波の電位は大脳皮質大椎体細胞の先端樹状突起に発生するシナプス後電位（postsynaptic potential：PSP）が，細胞外に形成する電場の同期的加重によって発生する[1]．

- **シナプス後電位**

　PSPは興奮性シナプス後電位（excitatory postsynaptic potential：EPSP）と抑制性シナプス後電位（inhibitory postsynaptic potential：IPSP）の2種類が重要である．ちなみに，ニューロンが発生する活動電位は，シナプス後電位と比べると持続時間が著しく短いので同期的加重が起こりにくく，脳波の電位形成にはあまり重要ではない．

- **脳波のリズム発生機序**

　脳波律動の周波数は，視床ニューロンの膜電位水準に依存している．そして，視床ニューロンの膜電位水準は，覚醒レベルを調節する脳幹網様体ニューロンの活動性によって制御されている[1]．

- **細胞外電場の形成と加重**

　視床ニューロンから大椎体細胞の先端樹状突起深部に興奮性入力が送られると，局所に脱分極が生じてEPSPが発生し，細胞内が陽性，細胞外が陰性となり細胞内に電流が生じる．細胞外では深部陰性，表層陽性の電場が生じる．この状態を1個の双極子（dipole）としてモデル化できる．並列に並んだ多数の同一双極子に発生すると，1個の大きな双極子と考えることができる．この1個の大きな双極子を等価双極子（equivalent current dipole：ECD）とよんでいる．脳波はこのECDの時間的変動を記録したものといえる[1]．

- **磁気刺激法の原理**

　刺激コイルに短時間に大きな電圧をかけ急速に電流を流すと，磁束変化に応じてコイルに流した電流と逆向きの誘導電流（渦電流）がコイルの周りに誘導される．この渦電流によりコイル直下の生体を刺激する[2]．

【文献】
1) 加藤元博：脳波の発生機序：解剖と生理．日本臨床神経生理学会認定委員会（編），モノグラフ　臨床脳波を基礎から学ぶ人のために．日本臨床神経生理学会，東京 1-10, 2008.
2) 中村耕一郎，宇川義一：磁気刺激法：基礎1．日本臨床神経生理学会認定委員会（編），モノグラフ　脳機能計測法を基礎から学ぶ人のために．163-169, 2013.

解答　1

問題018　脳波の発生機序

脳波リズムの発生に最も関与するのはどれか．
① 視　床
② 被　殻
③ 海　馬
④ 淡蒼球
⑤ 松果体

解　説　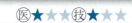

　正常脳波リズム（δ，θ，α，β帯域）は，上行性網様体賦活系，視床および大脳皮質ニューロンの機能が統合され発生すると報告されている．特に網様体，髄板内核，中心核群などの視床非特殊核の関与が大きいとされている[1]．脳波リズムは視床ニューロン群の脱分極・過分極からなるシナプス後電位（postsynaptic potential：PSP）の律動性振動によって形成され，その律動が興奮性入力として大脳皮質錐体細胞の尖樹状突起に伝えられ，PSPが発生することにより発現する．脳波律動の周波数は視床ニューロンの膜電位水準に依存しており，脱分極状態では速波（β）帯域，中等度の過分極状態では睡眠紡錘波，深い過分極ではδ帯域の周波数を示す．またこの視床ニューロンの膜電位水準は脳幹網様体ニューロンの影響を受けるため，覚醒度により脳波リズムは変化する．脳波リズムには大脳辺縁系の関与も報告されているが，最も関与するのは視床と考えてよい．

【文献】
1）飛松省三：脳波リズムの発現機序．臨床神経生理 42：358-364，2014．

解答　1

問題019　乳幼児の取り扱い

乳幼児の脳波検査について**誤り**はどれか.
① 閃光刺激を避ける.
② 心電図を同時記録する.
③ 検査前にオムツを取り替えておく.
④ 電極装着後に哺乳させ記録を始める.
⑤ 成人よりも室温調整に注意する必要がある.

解　説

乳幼児の脳波検査時に留意しなければならない点に関する問題である.

一般に, 乳幼児の脳波検査は, 対象児の不安や緊張, 安静を保持する困難から, 多くの工夫が必要とされている. 乳幼児は汗を特に寝入りばなにかきやすいため, 電極を固定しているペーストが溶け出しやすく, 脳波の基線が大きく動揺しやすい. そのため検査室の温度は低めに設定したほうがよい. 途中覚醒を避けるため, 検査前にオムツを取り替えておく. はじめにすべての電極を取り付けておく工夫が必要である. 脳波を安定的に継続して記録するためには, 電極装着後に哺乳させ記録をはじめる. 乳幼児では, 心電図のR波に同期して棘波様のアーチファクトが脳波記録に混入しやすいので心電図は同時記録しておく. 閃光刺激は, 光駆動反応の有無, 光突発反応の賦活目的に行うが, 乳幼児のミオクロニーてんかん等の診断に結びつく手がかりが得られる賦活法である.

乳幼児の脳波検査に関する詳細は, 参考文献を参照されたい.

【参考文献】
- 長田美智子：小児検査の注意点2)脳波検査の工夫. 小児脳機能研究会, 加我牧子, 相原正男, 稲垣真澄（編）. 愉しく学ぼう　小児の臨床神経生理　ベッドサイドで役立つ見方・考え方. 診断と治療社, 東京, 20-25, 2015.
- 安田久美子：乳幼児・小児脳波検査. 松浦雅人（編）. 臨床神経生理検査の実際. 新興医学出版社, 東京, 95-103, 2007.

解答　1

問題 020　患者急変への対応（痙攣，嘔吐，欠神，疼痛など）

脳波記録中に痙攣発作が生じた場合の対応について誤りはどれか．
① 意識状態を確認する．
② すぐに記録を中止する．
③ バイタルチェックを行う．
④ テストワードを与える．
⑤ 酸素投与の準備をする．

解説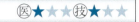

- **ビデオ脳波同時記録による症状確認の重要性**

　てんかん，心因性非てんかん発作や，種々の不随意運動を診断するうえで，脳波は重要な検査であり，特に症状があるときのビデオ脳波同時記録は貴重である．症状の客観的な記録により，自覚症状と他覚症状との対応を把握し，症状に再現性があるかを確認することができる．さらに症状から予測される脳機能局在と，脳波所見との関連を解析することができる．

- **脳波記録開始前に確認すべき情報**

　記録開始前に以下の事柄を確認し，医療者間で情報を共有すべきである．

　A．検査目的：脳機能の評価であれば覚醒時の後頭部優位律動や徐波，てんかんかどうかの診断であれば睡眠賦活でのてんかん性放電の検出が重要であり，てんかん手術適応評価であれば焦点検索のため発作時の記録が必須となる．

　B．追加電極：脳波電極では特に側頭葉の関与を疑う場合に T1/T2 電極が有用である．通常の国際 10-20 法に加えて国際 10-10 法の位置などに電極を設置することによって，アーチファクトや正常亜型と異常波との判別が可能となることもある．眼球運動の評価には，眼の下方の電極が有用である．運動症状に関して筋電図の同時記録があれば，波形，拮抗筋の運動パターン，持続時間，潜時差などの情報が診断に役立つ．

　C．発作症状：症状の内容，本人に症状の自覚があり十分説明できるか，付添う人は発作を普段見ているか，などを聴取する．症状が出現したときの対処法について，医師と十分コミュニケーションをとる．

- **脳波記録中に症状が出現した場合の対処法**

　脳波記録中に痙攣などの症状が出現した場合，症状自体の記録が第一に重要であるため，アーチファクトは増えるが記録は続け（したがって②が解答），できれば患者のビデオ映りにも留意する．電極が外れた場合は可能な範囲で装着し直す．インピーダンスは，測定を行うと記録が途切れてしまうため，症状がある間は極力行わない．なお，光刺激や過呼吸などの賦活時に発作が生じた場合には，賦活は中止する．発作時には危険物の除去，安全な場所への移動，安楽な体位，衣服の調整などの処置が必要である．特に全身痙攣の場合には，誤嚥防止のため側臥位をとって（難しければ痙攣停止時に頭頸部を横に向ける）口腔内の異物を排出し（口腔内には物を入れない），発作終了時の大きな吸気で誤嚥しないよう注意して気道確保し，バイタルサインを確認する（したがって③，⑤の内容は正しい）．発作後には外傷，咬舌，尿失禁の有無を確認し，もうろう状態が続いているときには危険がないよう患者の行動を抑制するが，触覚や音などの刺激で興奮することがあるため，穏やかに誘導を行う．観察すべき項目は，発作開始時刻と持続時間，意識状態（呼びかけへの反応，会話ができるか，テストワードを与える：ほぼ通常の反応をしていても記憶していないことがある／見かけ上全身痙攣でも記憶していることがある（したがって①，④の内容は正しい））．発作症候（痙攣：全身性か限局性か／左右差／推移，眼球偏位・頭部偏位，凝視，動作停止，自動症，強直姿位，チアノーゼ，流涎，嘔吐など），発作後症候（意識が戻ってから発作

中の自覚症状や記憶について質問する，テストワードを確認する，麻痺・感覚障害・言語障害の有無を評価する）である．検者が所見を声に出してビデオ記録しておくと確認時に分かりやすい．痙攣しないてんかん発作も多々あるため，記録上発作時脳波パターンが疑われる場合には，同様に意識や記憶の状態を確認する．頭蓋内電極の場合は手術創の変化，頭蓋内圧亢進症状に特に注意を要する．

解答　2

問題021　脳波波形の種類と特徴

13歳，男子，開眼時記録．下線で示す脳波はどれか．

① μ律動
② λ波
③ Wicket 棘波
④ 優位律動（基礎波）
⑤ α異形律動

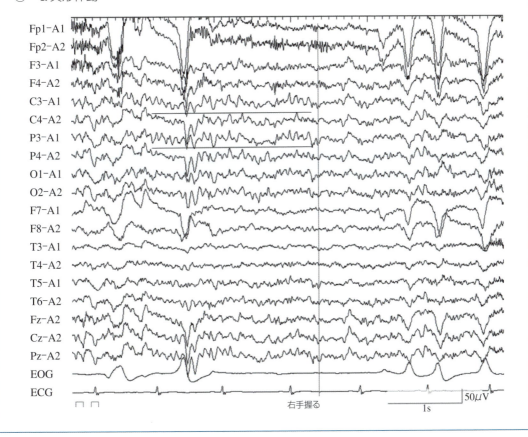

解　説　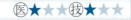

- **μ律動**

  α波に似た7〜11 Hzの周波数を持ち，比較的規則正しいアーチ形の波が，中心溝付近の頭皮上脳波および皮質脳波に出現する．優位律動（基礎波）のα波と異なり，開眼や暗算などではあまり影響を受けず，体知覚刺激や四肢の運動によって抑制される．一側性のことも両側性のこともある．アルソー波，弓状波，wicket rhythm とよばれることもある．

- **λ波**

  開眼時に基準電極に対して陽性の単相性，三角形の鋭波を後頭部に示す．出現様式は非律動的．多くの場合は両側同期性だが振幅に左右差があることもある．

- **Wicket 棘波**

  軽睡眠期に側頭ないし側頭前部に出現する，6 Hz前後で波形が尖り，陰性棘波を伴って櫛型になる．

- **優位律動（基礎波）**

  安静閉眼時に持続性に出現し，脳波の大部分を形成する律動をいい，主に後頭部優位に出現

する．健常成人ではα波で構成され，開眼や精神緊張により抑制される．

- **α異形律動**

3～6 Hz，大部分は4～5 Hzの律動で，多くは優位律動（基礎波）のα波と調和関係にあり（1/2周波数），α波と同様に後頭部優位に出現し，視覚性注意や精神緊張により減衰する．20～60歳に出現し，若年性後頭部徐波とは区別される．

本波形は眼球の垂直運動によるアーチファクトがみられることから，瞬きをしている，つまり開眼中の記録であると考えられる．左中心～頭頂領域に開眼では抑制されないα帯域の律動が出現し，対側の右手を握ることで抑制されていることからμ律動と判断する．

【参考文献】
- 大熊輝雄，松岡洋夫，上埜高志，他：臨床脳波学．第6版，医学書院，東京，2016．

解答　1

問題 022　脳波電極の特性

皮質電気活動が頭皮上電位として捉えられるために，どれくらいの面積で同期する必要があるか．

① 30 mm^2
② 60 mm^2
③ 1 cm^2
④ 3 cm^2
⑤ 6 cm^2

解説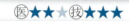

- **皮質電気活動の減衰・分散**

皮質脳波で見える限局性の徐波や速波などは頭皮上脳波では判別できない．これは，脳脊髄液，硬膜，骨，皮下組織，皮膚の抵抗により皮質電気活動が頭皮上電極に達するまでに減衰したり，脳脊髄液で分散したりして（smearing effect），脳波計雑音や生体雑音との区別がつかなくなるまで電位が低下することが一つの要因である．しかし，もっと重要な要因は，皮質がどれくらいの広さで同期して活動しているかということである．大きな皮質電気活動でも，数cm^{2}以内に限局している場合や，周りの活動と同期していない場合には頭皮上脳波では捉えられない．

- **皮質電気活動の同期**

皮質電気刺激によって誘発された後放電が，皮質の数mm以内に限局している場合は，たとえ後放電の電位が数Vに達していても頭皮上脳波では捉えられない．一方，広範に広がる背景優位活動は皮質脳波で数10 μVにすぎなくとも頭皮上脳波で捉えることができる[1]．骨モデルと人工電流源を用いた検証では，皮質電気活動が頭皮上電位として捉えられるには最低6 cm^{2}の範囲の皮質が同期して活動する必要があるとされている[1]．

- **てんかん性放電の局在推定**

てんかん患者のてんかん性放電を皮質脳波と頭皮上脳波で同時記録した検証では，10 cm^{2}以上の皮質活動の同期が必要であるとされている[2]．頭皮上脳波でてんかん性活動がみられる時点では，皮質脳波ではすでに広い範囲で同期活動しており，頭皮上脳波や脳磁図でてんかん性活動の局在を推定するには，てんかん性放電のなるべく活動初期の分布をみることが重要と

なる[3,4)].

【文献】
1) Cooper R, Winter AL, Crow HJ, et al：Comparison of subcortical, cortical and scalp activity using chronically indwelling electrodes in man. Electroencephalogr Clin Neurophysiol 18：217-228, 1965.
2) Tao JX, Ray A, Hawes-Ebersole S, et al：Intracranial EEG substrates of scalp EEG interictal spikes. Epilepsia 46：669-676, 2005.
3) Ray A, Tao JX, Hawes-Ebersole SM, et al：Localizing value of scalp EEG spikes：a simultaneous scalp and intracranial study. Clin Neurophysiol 118：69-79, 2007.
4) Kanamori Y, Shigeto H, Hironaga N, et al：Minimum norm estimates in MEG can delineate the onset of interictal epileptic discharges：A comparison with ECoG findings. Neuroimage Clin 2：663-669, 2013.

解答　5

問題023　脳波電極の特性

誤りはどれか．
① 頭蓋骨は電気の伝導性が高い．
② 生体組織は生体電気現象の媒体となる．
③ 電極と電位発生源に挟まれた生体組織を容積導体とよぶ．
④ 容積導体内の電位発生源周囲に電場が形成される．
⑤ 電場の電気的特徴は容積導体の伝導率と電位発生源の状態で決まる．

解説

術中モニタリングや針筋電図などの特殊な場合を除き，ヒトの脳や神経から脳波，誘発電位や表面筋電図などの電位を記録する際は電位発生源に直接電極を設置や挿入して記録するわけではなく，発生源を取り囲む伝導性生体組織である脳，脳脊髄液，筋肉，頭皮（皮膚）を介した間接的な反応を記録している．したがって，電極と発生源の間に存在する前記のような生体組織は，生体電気現象の媒体となる．このような媒体を電気生理学的に容積導体とよんでいる．容積導体の特性として，内部に電位発生源がある場合にはその部位を中心として周囲に電場が形成されるが，この電場の電気的特徴は電位発生源とそれを取り囲む容積導体の伝導率の均質性の有無で複雑に変化することがわかっている．前述の容積導体も均一の伝導率ではなく，電位が容積導体を通過する間に電場特性が変化することもしばしば認められる．一方で頭蓋骨は非常に伝導性が低いため，絶縁体とみなされている．このように，生体は絶縁体を伴った不均質な容積導体であるため，その内部電場も複雑化している．

以上の内容より，正解は①である．

【参考文献】
・黒岩義之，園生雅弘：誘発電位ハンドブック．中外医学社，東京，1998．
・Chiappa KH：Evoked potentials in clinical medicine, 3rd ed. Philadelphia, Lippincott-Raven, 1997.
・飛松省三：ここが知りたい！臨床神経生理．中外医学社，東京，2016．
・日本臨床神経生理学会認定委員会（編）：モノグラフ脳機能計測法を基礎から学ぶ人のために．日本臨床神経生理学会，東京，2013．

解答　1

問題024　電極配置法（10-20法など）

国際10-20法について正しいのはどれか．
① 電極の配置は右側が奇数番号である．
② 設置する電極の数は両側耳朶を含めて合計で22個になる．
③ T1/T2とは，外耳孔と眼窩外縁を結ぶ線上の前1/3の点である．
④ 電極配置の基準となるのは，鼻根，後頭極，そして左右の外耳孔である．
⑤ FzとF7を通る前頭部の冠状線上で，それぞれから等距離の点をF3とする．

解説　医★☆☆ 技★★★

国際10-20法は，通常の頭皮上脳波検査において最も一般的に用いられている電極配置法である．国際10-20法では頭皮を10％もしくは20％の等間隔で区切り，図1のように計21個の電極配置位置を決定している．

まず，数字のうち奇数は左側，偶数は右側となっている．電極位置決定の基準となっているのは，鼻根（nasion），後頭極（inion），左右の耳介前点である．正中線上で鼻根と後頭極の距離の鼻根から10％，30％，50％，70％，90％の点がFpz，Fz，Cz，Pz，Ozである．左右の耳介前点とCzを通る冠状線上で，左耳介前点から10％，30％の点がそれぞれT3，C3，右耳介前点から10％，30％の点がそれぞれT4，C4である．

Fpzから左右それぞれの側頭中部（T3，T4）を通ってOzに至る周線のうち，Fpzから左右に10％後方の点がそれぞれFp1，Fp2，30％後方の点がそれぞれF7，F8である．同様に，Ozから左右に10％前方の点がそれぞれO1，O2で，30％前方の点がそれぞれT5，T6である．

最後に，FzとF7，F8を通る前頭部の冠状線の上で，それぞれの中点がF3，F4であり，同様にPzとT5，T6を通る後頭部の冠状線の上で，それぞれの中点がP3，P4である．

このように両側の耳朶の基準点を含め23点が定められるが，FpzとOzには電極を付けないので，合計21個の電極を装着することになる．

以下，選択肢ごとに説明を加える．
①国際10-20法では，電極の配置は左側が奇数番号，右側が偶数番号と定められている．
②設置する基本の電極数は両側耳朶を含めて合計で21個になる．
③T1/T2は，外耳孔と眼窩外縁を結ぶ線上の後1/3の点である．側頭前頭部棘波の検出に優れ，内側側頭葉てんかんなどに対して用いられることがある．
④電極配置の基準となるのは，鼻根，後頭極，そして左右の耳介前点である．外耳孔ではなくこの点が選ばれるのは，外耳孔よりも正確に決めやすいからである．
⑤F3は，FzとF7を通る前頭部の冠状線上にあり，それぞれから等距離に位置する．

【参考文献】
・日本臨床神経生理学会認定委員会（編）：モノグラフ 臨床脳波を基礎から学ぶために．日本臨床神経生理学会，東京，33-42，2008．

解答　⑤

図1　10-20電極配置法（10-20法）

問題 025　電極配置法（10-20 法など）

右手の一次感覚野に最も近いのはどの電極か．

① Fpz
② C3
③ Cz
④ C4
⑤ Oz

解　説　　医★★☆　技★★☆

手の感覚領野は，Cz の 2 cm 後方（Cz'）と耳介前点を結ぶ線上で正中から 7 cm 外側の点[1]（図1 黒丸），または C3 または C4 のそれぞれ 2 cm 後方（C3' または C4'）[1]（図2）に相当する．すなわち右手の一次感覚野に最も近い電極は C3 となる．また左手の一次感覚野に最も近い電極は C4 となる．足の感覚領野は Cz の 2 cm 後方（Cz'）に相当するため，Cz が最も近い電極となる．体性感覚誘発電位を記録する場合には，刺激部位に応じて上記の部位に記録電極を設置して皮質電位を記録する．

【文献】
1) 柳澤信夫，柴﨑　浩：体性感覚機能の生理学的検査．臨床神経生理学，医学書院，東京，116-144，2008．

解答　2

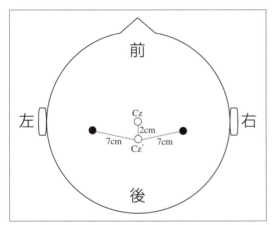

図1　体性感覚誘発電位測定時の頭皮上電極配置法①

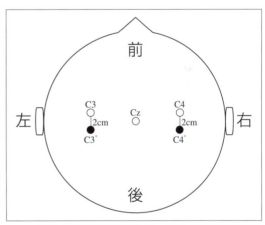

図2　体性感覚誘発電位測定時の頭皮上電極配置法②

問題 026　脳波導出法とその特徴

75歳，女性．右側頭葉の陳旧性脳梗塞患者において，図のような脳波がみられた．次に用いる基準電極や導出法として誤りはどれか．

① 左側耳朶
② 右側耳朶
③ 双極導出記録
④ vertex reference
⑤ averaged reference

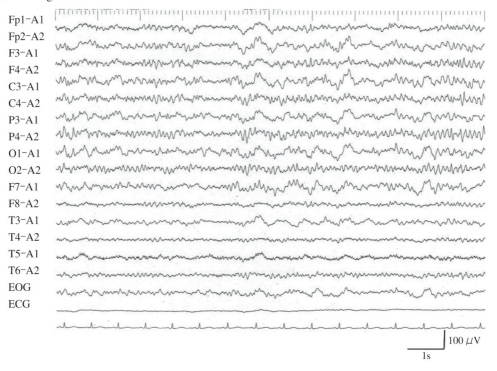

解　説　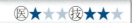

- **基準電極の活性化**

本問題は基準電極の活性化（active reference electrode）に関する問題である．同側の耳朶A1A2を基準電極とする導出法で注意すべきことは，耳朶が決して電位的に0ではないということである．すなわち，振幅の大きい電位が側頭部にあるときには，耳朶電極はその近くにあることから，側頭部の頭皮上電極と同程度，時にはそれよりも大きな電位を持つことがある．この現象を基準電極の活性化といい，側頭葉てんかんにおける棘波などの突発性異常波の電位分布でよくみられる．すなわち，通常は棘波の

焦点に最も近い電極から最大振幅の陰性波が記録されるが，側頭葉てんかんの場合，同側の耳朶が付近にある側頭部の電位に影響を受けて陰性に活性化され，実際よりも振幅が小さい，もしくは振幅がほとんど0の陰性棘波として記録されるだけでなく，異常波が全く発生していないはずの同側の他の部位にも，あたかも陽性の棘波が発生しているかのような脳波記録が得られる．この場合，対側の耳朶を基準電極として導出を行うと，対側の耳朶は活性化していないので，実際に異常のある同側側頭部だけから陰性の頂点が出現し，今まで他の部位にみられていた陽性の棘波は消失する．また同様の理由で，頭頂部（vertex）への基準電極の変更やaveraged reference，双極導出による再検討も有用である．

• 側頭部の限局性徐波活動

この現象は突発性異常波だけではなく，限局性の徐波活動に関しても同様にみられる．本問題の脳波は，右側頭葉に陳旧性脳梗塞を持つ患者のものであり，本来は右側頭部に限局性の徐波活動がみられることが期待される脳波所見である．しかし，この脳波では右半球全体に徐波がみられ，右半球全体の機能低下が示唆される．これは右耳朶の基準電極が，右側頭部の限局性の徐波活動により活性化されたために，同側半球全体から徐波が生じているようにみえるものである．したがって，上述したような導出で右側頭部に限局性の徐波活動を確認すべきで，選択肢②の右側耳朶に基準電極を置くと，右側のみならず，対側も，すなわちあたかも両側半球全体に徐波活動がみられることになる．

解答　2

問題027　脳波導出法とその特徴

脳波導出法について誤りはどれか．
① 双極導出は局在性異常の検出に適している．
② 双極導出は優位律動の広がりの確認に適している．
③ 基準電極導出は左右差の検出に適している．
④ 基準電極導出（耳朶導出法）では耳朶の電位は0と考える．
⑤ 基準電極導出（耳朶導出法）では側頭部棘波の見逃しに注意する必要がある．

解　説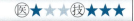

• 基準電極導出

基準電極導出法は，頭皮上においた探査電極と，基準電極との間で脳波を記録する方法である[1]．左右差，半球性の異常を見つけやすい特徴がある[2]．単極導出法とよばれていたこともあるが，脳波記録は単一の電極では行えないので，この呼称は不適当とされている．基準電極を電位的にゼロである点に置くことができれば，脳波そのものを記録するために頭皮上などに配置された他の電極（探査電極）の示す電位変化は0との差，すなわち絶対値として記録できる．しかし，実際問題としては，このような点に基準電極を置くことはできない．そのため，ふつうは耳朶，あるいは乳様突起など脳の電位に対して電位が0に近い点に置くが，耳朶あるいは乳様突起は決して電位的に0ではないので，振幅の大きい異常波が側頭部にあるときに

は，耳朶電極はその近くにあるから，側頭部の頭皮上の電極と同程度，まれにはそれよりもかえって大きな異常波を記録することがある．このような場合，基準電極の活性化という．たとえば，耳朶に置かれた基準電極が，付近にある側頭葉のてんかん原焦点から発生する棘波の影響を受けると，側頭葉の棘波の振幅は実際よりも小さく記録されるだけでなく，異常波が発生していない他の部位にも，あたかも異常波が発生しているかのような脳波記録が得られ，側頭部棘波の見逃しに注意する必要がある．

• 双極導出

双極導出法は，基準電極を用いずに，頭皮上においた2つの探査電極を，それぞれ脳波計のグリッド1とグリッド2につないで記録する方法で，両方の電極の下にある脳の電位変動の差が記録される[1]．連結双極導出法は，双極導出の一種で，数個の電極を等間隔に一列に並べ，数個の増幅器を連結して記録する[1]．ある波の

振幅が最も大きい部位，あるいは最も小さい部位の電極で，脳波の位相が逆転し，波の向きが逆方向になるので，振幅最大あるいは最小の部位の決定，すなわちその波の局在を決定するのに便利で，局在性異常の検出に適している．また，正常に出現すべき脳波の限局性振幅低下あるいは欠損を判定することもでき，優位律動の広がりの確認に適している．双極導出による脳波が平坦あるいはそれに近い場合には，その部位の電気活動の振幅が実際に低下しているか，あるいはその部位に徐波のように比較的広い範囲にわたって同様な波形を示す異常波が出現していて，2つの電極が電源に対して等電位線上にあるかの2つの可能性があり，この鑑別のためには，基準電極導出脳波を観察する必要がある．

【文献】
1) 大熊輝雄, 松岡洋夫, 上埜高志, 他：第2章 脳波検査法. 臨床脳波学. 第6版, 医学書院, 東京, 13-88, 2016.
2) 飛松省三：脳波の導出法. 日本臨床神経生理学会認定員会（編）. モノグラフ 臨床脳波を基礎から学ぶ人のために. 日本臨床神経生理学会, 東京, 33-42, 2008.

解答　4

問題028　アーチファクトの鑑別と対策

正しいのはどれか．
① 入力コードをまとめると交流雑音が増加する．
② 脈波のアーチファクトは双極誘導で減少する．
③ 眼球のアーチファクトは外眼筋の筋放電に由来する．
④ 心電図のアーチファクトはやせ型の体型で増加する．
⑤ 心電図のアーチファクトは頭部を右に回旋すると減少する．

解説　医★★★技★★★

脳波記録に混入するアーチファクトの原因として多いのは筋電図，眼球運動，瞬目，心電図といった患者の生体内の要因に由来するものだが，生体外の要因としては商用交流雑音があげられる．

以下，選択肢ごとに説明を加える．
①交流雑音の原因としては漏れ電流，電磁誘導，静電誘導がある．交流雑音が問題となるのは，シールドルーム以外のベッドサイド等での検査の場合がほとんどである．周辺機器はできるだけバッテリー駆動に切り替え，コンセントからプラグを抜くか患者から遠ざける必要がある．漏れ電流への対策には接地（アース）が重要であり，ミクロショック防止など安全対策の面からも，脳波計，ベッドを含む周辺機器を等電位接地（EPRシステム）することが重要である．等電位接地とは，すべての機器や金属製品の金属露出部を0.1Ω以下のアース線で一点アースし，各機器および金属製品間の電位差を10 mV以下に抑える方法である．静電誘導は，電極のリード線をシールドすることやベッドの上にシールド，マットを敷くことで，また電磁誘導はリード線を束ねることで解決し得る．

②脈波のアーチファクトは心電図に同期したδ帯域の規則的な波として認め，主に前側頭部および後頭部に出現する．動脈上に電極が位置している場合に混入するため，電極を少しずらすことで除去できる．電極をずらす場合は対側の電極もずらすことが必要である．

③眼球のアーチファクトは筋放電ではなく，眼

球の動きによって生じた角膜網膜電位である．眼球の電位は角膜がプラス（＋），網膜がマイナス（－）に分極しており，その電位差が角膜網膜電位とよばれる．閉眼により眼球は上転する．そのため前頭部の電極では，角膜（＋）が近づくことにより陽性波が出現し，開眼では逆に陰性波が出現する．眼球アーチファクトを防ぐ方法としてはまず目を動かさないように指示することが必須だが，それでも改善しない場合は，時定数を 0.3→0.1 に変更する，目の上にお手玉などを置く，目をガーゼで抑えるという方法がある．眼球運動モニターを行うのも一法である．
④脳波への心電図の混入は，首が太く肥満した人や，乳幼児のように全身の大きさに比して心臓の占める割合が高い場合にみられやすい．
⑤頭部を右に回旋することにより頭部に波及する心電図の電位分布が変化し，脳波への心電図の混入を軽減できる場合がある．ほか，単極導出の場合は両耳垂を連結する方法がある．心電図は同時記録しておく．

【参考文献】
- 石山陽事：脳波信号と雑音．日本臨床神経生理学会認定委員会（編），モノグラフ 臨床脳波を基礎から学ぶ人のために．日本臨床神経生理学会，東京，21-31，2008．
- 所司睦文：脳波に混入するノイズ．臨床脳波検査スキルアップ．金原出版，東京，119-144，2012．
- 二浦祥子：アーチファクト．日本臨床衛生検査技師会（監修），JAMT 技術教本シリーズ神経生理検査技術教本．じほう，東京，52-55，2015．

解答　5

問題029　アーチファクトの鑑別と対策

▲で指すのはどれか．
① 棘徐波
② 睡眠紡錘波
③ 頭蓋頂鋭一過性波
④ 睡眠時良性てんかん型一過性波
⑤ アーチファクト

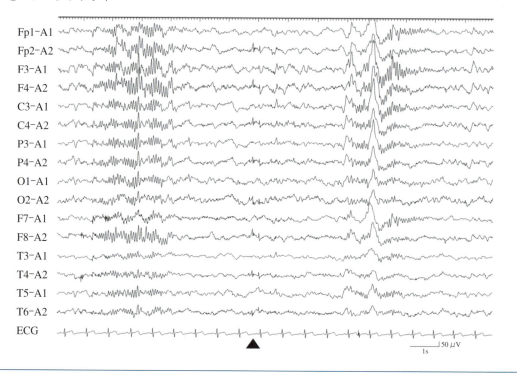

解　説　　医★★★技★★★

　両耳朶を基準電極とする基準電極導出法の脳波である．▲で示すのは右半球に広汎に出現する低振幅の尖鋭な陰性波型である．各チャネルでほぼ同様の波型を部位によらず認めること，一方で左半球には全く認めないことから右耳朶からの⑤アーチファクトであることがわかる．
　波型が鋭く不自然であることからも①棘徐波や④睡眠時良性てんかん型一過性波(Benign Epileptiform Transients of Sleep：従来は小鋭棘波 Small Sharp Spike とよばれていた)とは異なると判定できる．②睡眠紡錘波と③頭蓋頂鋭一過性波は同じ脳波にそれぞれの典型的波型を認め識別は容易と考える．

解答　5

問題 030　アーチファクトの鑑別と対策

下線部分のアーチファクトはどれか．

① 交　流
② 脈　波
③ 心電図
④ 眼球運動
⑤ 電極ノイズ

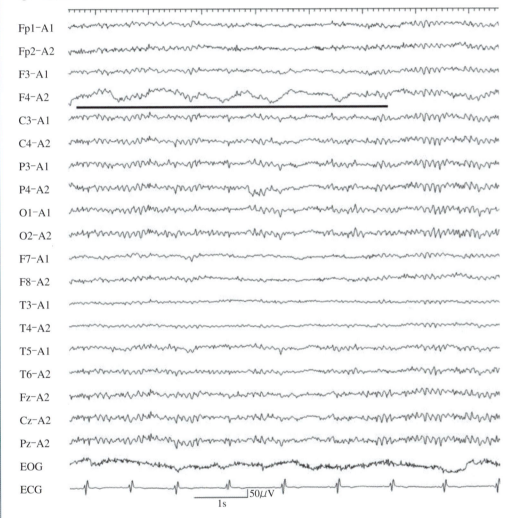

解　説　　医★☆☆技★★☆

アーチファクトとは脳波記録の中に混入するノイズまたは脳波以外の生体信号のことである．被検者の外部から混入するノイズは検査者の機器や備品の取り扱い方や手技で取り除くことが可能である．被検者由来の生体信号は除去できるものとそうでないものがあり，除去できないものについては同時記録をすることで視察的に脳波と判別する．

以下，選択肢ごとに説明を加える．

①交流について

医療機器などの商用電源から，被検者の上下の空間に生じる浮遊コンデンサーを介して人体

や記録電極，電極リード線に誘起される[1]．基本的にはアナログ脳波計ではボディアースの装着，デジタル脳波計では施設の等電位接地がなされた3Pコンセントから電源をとることで回避できるが，それでも混入する際は他の機器を遠ざける，電極が外れていないか再確認する，電極リード線を束ねるなどを行う．被検者が直接伝導体に触れていなければベッドアースをとることで軽減することも可能である．交流は東日本では50 Hz，西日本では60 Hzの正弦波として描かれるため誤り．

②脈波について

電極が血管の真上に配置されたときに，その拍動を反映することで描かれる．周波数としては主にδ帯域（心拍数60のとき1 Hz）でおおむね一定の波形とリズムで持続する．心電図同時記録によりRR間隔と同じ周期であれば脈波と判断できる．10-20法配置を大きく逸脱しないよう前後左右いずれかに5〜10 mm程度，血管の真上から電極をずらすことで除去可能である．下線部分は波形が不定であり，同時記録心電図のRR間隔と同期していないため誤り．

③心電図について

被検者の心拍由来のため，混入した場合は完全に取り除くことは不可能であり，外来検査から脳死判定まで含め同時記録することが求められる．頭までの距離が短い乳幼児や，首が太く肥満型の被検者ではより混入しやすい．特に耳朶基準導出法では顕著となる．心電図のR波は脳波の棘波の周波数と近似しており誤判断を避けなければならない．期外収縮のR波はθ帯域の波として混入することがあり，高度脳機能低下で脳波が低振幅の場合はP波やT波が脳波上のα，δ帯域の波として記録されることもある．いずれも同時記録した心電図の波形に同期した成分と見比べることで判別できる．心電図が判読の妨げになる際は，心電図が導出されにくい他の基準電極導出法や双極導出法を用いる．下線部分は同時記録心電図と同期成分がないため誤り．

④眼球運動について

眼球運動は前頭極部優位に混入する．上下左右運動いずれにしても眼球の電位（角膜が網膜に対し陽性荷電）が近づく電極と遠ざかる電極が生じるため，2つ以上の電極に電位の変化が表れることになる．眼球運動を同時記録すると波形としても視察上の助けになる．下線部分はF4のみにδ帯域の波があり，同時記録眼球運動とも異なる波形のため誤り．

⑤電極ノイズについて

脳波導出電極には通常金属電極が用いられているが，電極と皮膚との界面には電極電位と分極電位が生じる[2]．これらを合わせて広義の分極電圧とされ，直流（DC）電圧として考えられる．このDC成分は時定数0.3秒（低域遮断周波数0.5 Hz）の交流増幅器ではあまり問題が生じないが，電極装着部が接触不良などで大きく動いたりするとDC成分の変動が生じ，基線の変動雑音（ドリフト雑音）として記録される．F4の電極のみにδ帯域の電位が表れ，近傍の電極に分布を示さないことから，電極装着不良によるアーチファクトである．

【文献】

1) 橋本修治：臨床電気神経生理学の基本．診断と治療社，東京，184，2013．
2) 石山陽事：脳波信号と雑音．日本臨床神経生理学会認定委員会（編）．モノグラフ 臨床脳波を基礎から学ぶ人のために．日本臨床神経生理学会，東京，24-25，2008．

【参考文献】

・宇城研吾：臨床脳波を行う技術師のために アーチファクト対策．臨床神経生理学 42：393-398，2014．

解答 5

問題031　デジタル脳波計の特徴

デジタル脳波計の測定で**誤り**はどれか．
① 記録感度 10 μV/mm
② 記録速度 30 mm/秒
③ サンプリング周波数 200 Hz
④ グランド電極の接地
⑤ 入力インピーダンスが高い増幅器

解　説　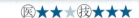

以下，選択肢ごとに説明を加える．
①標準的な感度として 10 μV/mm があげられる．
②紙書き脳波と同じ time scale で判読することで，従来の波形と同様のパターン認識が可能となる．もし 40 mm/秒 となると，従来の紙媒体の脳波（30 mm/秒）での 8 Hz の波形は，あたかも 6 Hz の波形のように間延びして見えてしまう．デジタル脳波での判読の際は，ディスプレイ上で time scale を 1 cm＝30 mm に調整してから判読するのが望まれる．
③脳波の判読は 0.5～70 Hz の帯域を中心に行うため，サンプリング周波数（標本化周波数）は最低 200 Hz が望まれる．なお，本学会推奨は 500 Hz である．サンプリング周波数が 500 Hz の場合は，高域遮断フィルターはエイリアシングノイズを防ぐためにナイキスト周波数である 250 Hz 以下，通常はフィルター特性を考え，実用域としてサンプリング周波数の 1/3 程度（120 Hz 前後）に設定されていることが多い．

④デジタル脳波計では，安全性を考慮しフローティング入力方式が採用されている．この場合，グランド電極は大地への接続とは無関係であり，差動増幅器を機能させるための基準点（中性点）である．グランド電極と別個に人体から直接地面と接地するアースを用意すれば脳波の雑音は減るが，人体のインピーダンスが低いため，人体を通して電流の流れる経路ができてしまい危険である．このような人体の接地（大地への接続）は避けるべきである．
⑤入力インピーダンスが高い増幅器（アンプ）ほど，電極・接触インピーダンスの影響が小さくなり（電位ロスが少なくなり），より正確に生体信号を記録できる．

【参考文献】
・日本臨床神経生理学会ペーパレス脳波の記録・判読指針小委員会：デジタル脳波の記録・判読指針．臨床神経生理学 43：22-62，2015．

解答　4

問題 032　デジタル脳波計の特徴

デジタル脳波計に関して正しいのはどれか．
① システムリファレンス用の電極は不要である．
② 各チャネルの増幅器ごとにフローティング回路を設けている．
③ システムリファレンスとボディアースは同じにする必要がある．
④ 解析対象周波数の3倍以上のサンプリング周波数で記録する必要がある．
⑤ 電極接続箱からアナログ信号として脳波計本体に送られ，本体でA/D変換される．

解説　医★★☆ 技★★★

- **差動増幅器**

デジタル脳波は記録電極（入力端子）それぞれに差動増幅器（発生源が電極から遠い距離にある雑音の場合，差動増幅器に同じ強度で同位相の信号として入力されるため相殺される．一方，電極に近い距離にある生体信号は正反対の位相を持つ信号として増幅される）がついていて，G1端子に各電極からの入力，G2端子にはシステムリファレンス（デジタル脳波計で必須の基準となる電極で，機種によって異なるが，たとえばC3とC4や，F3とF4など2つの電極を用い，その平均電位がシステムリファレンスの電位となる）が接続されており，G1端子とG2端子の差であるアナログデータが電極接続箱でA/D変換された後，デジタル信号として出力される（図1-a）．アナログ脳波は電極接続箱で高入力抵抗・低出力抵抗の増幅器を通ってアナログ信号として脳波計本体に送られ，モンタージュに従ってG1とG2の入力が選択され，チャネルごとに設置された差動増幅器で差分される

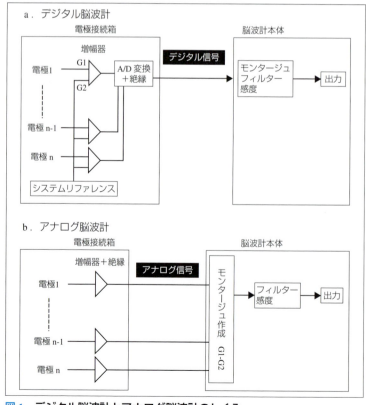

図1　デジタル脳波計とアナログ脳波計のしくみ

(図 1-b)[1]．これらのことから選択肢①と⑤は誤り．

・フローティング

アナログ脳波計では，各チャネルの増幅器ごとにフローティング（漏れ電流が流れないように被験者と電気回路を絶縁した状態）した回路を設ける必要がある．一方，デジタル脳波計ではA/D変換された後の信号を絶縁するだけでフローティングが得られる．したがって選択肢②は誤り．

・ニュートラル電極

生体信号を増幅するための基準点となる電極をニュートラル電極と称し，古いアナログ脳波では大地に接続されてアース電極（ボディアース）といわれていたが，患者が電気的にフローティングされていないため患者に大量の電流が流れる危険性があった．患者が電気的にフローティングされているデジタル脳波計では，ニュートラル電極は大地と接続されておらず，通常前額部に装着される[2]．アナログ脳波におけるアース電極とデジタル脳波におけるシステム電極は別物であり選択肢③は誤り．

・サンプリング周波数

アナログ信号をデジタル信号に変換するときの間隔をサンプリング周波数と称する．波形を形成するには少なくとも2点の差が必要なので，計測の目標とする周波数成分の2倍のサンプリング周波数が必要であるが，サンプリング周波数の1/2の周波数（ナイキスト周波数）以上の成分は本来の周波数とは異なる折り返し雑音（エイリアシング雑音）を生じてしまうので，あらかじめナイキスト周波数以上の活動はアナログ信号の段階で高周波フィルターを使用して減衰させておく（アンチエイリアシングフィルター）．この減衰率も考えて，実際には目標とする周波数成分の3倍の周波数，たとえば300 Hzまでの高域帯を計測したい時にはサンプリング周波数900 Hz以上が必要になる[1]．選択肢④は正解である．

【文献】

1) 重藤寛史：デジタル脳波計のしくみ．飛松省三（編）．ここが知りたい！臨床神経生理．中外医学社，東京，11-12，2016．
2) 橋本修治：差動増幅器とアース．臨床電気神経生理学の基本．診断と治療社，東京，180-194，2013．

解答　4

問題033　デジタル脳波計の特徴

デジタル脳波の判読について誤りはどれか．
① リモンタージュができる．
② フィルターを変えることができる．
③ 表示時間を変えることができる．
④ 表示振幅を変えることができる．
⑤ サンプリング周波数を変えることができる．

解説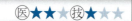

　紙媒体のアナログ記録より，近年はデジタル脳波記録が主流となっている．デジタル脳波の利点としては，判読者が判読しやすい波形を描出できることがあげられる．デジタル脳波計では，まず脳波記録の段階よりサンプリング周波数の設定が必要となる．サンプリング周波数とは，アナログデータである脳波記録を1秒間にいくつの記録をするかという脳波記録するうえでの設定である．サンプリング500 Hzということは，1秒間に500回のサンプリング（記録）を行い，その後再現性のある脳波波形を描出させるものである．通常は，実際の脳波をみるためにはサンプリング周波数のおよそ半分の周波数しかみることができない（ナイキスト理論）．例えば500 Hzである場合250 Hzまでの波形，1,000 Hzであれば500 Hzの波形である．

　このように，脳波記録をするうえでのサンプリングをいくつに設定するかは，重要なことである．

　このようにいったん記録された脳波波形は，その後判読するときに，モンタージュの変更（リモンタージュという），フィルターを変えること，表示時間，表示振幅を自由に判読者の好みにより変更することができる．

解答　5

問題034　新生児（低出生体重児を含む）・乳幼児・小児・成人・高齢者の脳波像の特徴

正期産の小児期脳波について正しいのはどれか．
① 交代性脳波は生後1ヶ月過ぎに消失する．
② 棘波は生後4ヶ月までは正常所見である．
③ 後頭部のα律動は1歳頃確立する．
④ 覚醒時のθ波は6歳頃消失する．
⑤ 成人脳波への到達は9歳頃である．

解　説　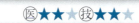

以下，選択肢ごとに説明を加える．
①新生児の脳波の判読にあたっては胎生期後半では中枢神経系の発達が急速なため生後の日数よりも受胎後期間が重要である．満期産（正期産）成熟新生児，すなわち受胎後40週前後では1）低振幅不規則パターン，2）混合パターンないし中振幅徐波パターン，3）高振幅徐波パターン，4）交代性パターン（交代性脳波）の4つのパターンがみられるという．交代性脳波は高振幅部分と低振幅部分とが繰り返し出現するパターンを示し，高振幅部分は50μV以上で，100μVをしばしば越えるθ帯域およびδ帯域の多形徐波群からなり，一方，低振幅部分は30μVまでの不規則波からなり立っている（図1）．新生児の睡眠時期（動睡眠，静睡眠，不定睡眠）と脳波パターンとの関連では交代性脳波は静睡眠に対応するという．この交代性パターンは受胎後41～44週になると低振幅部分の活動が増し，徐々に高振幅パターンが静睡眠の脳波を占めるようになる．したがって個体差はあるものの一

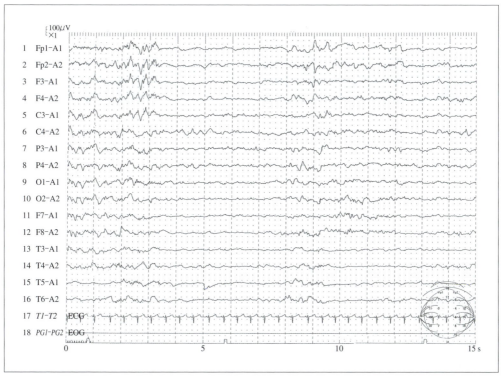

図1　交代性脳波

般に生後1ヶ月過ぎには交代性脳波は消失する．
②棘(鋭)波は正期産新生児でも時にみられることがあり，恒常的に出現しなければ異常とはいえないが，生後2週間以後に覚醒，動睡眠期に棘波，鋭波が出現する場合は異常とみなされる．生後4ヶ月にいたってなお棘波，鋭波がみられるならば異常である．
③α帯域波の律動は1～3歳頃までは，その出現があっても中心・頭頂部優位型が占めるが3歳以後になると後頭部優位型が大半を占めるようになる．1歳頃にも後頭部優位に連続性の波はみられるものの，その多くはθ帯域の波である．7～9 Hzのθ波およびα波の律動が後頭部優位に安定して認められるようになるのは4歳頃からである．
④徐波であるθ波，δ波は睡眠時には小児，成人にかぎらず出現する．成人にいたっても覚醒時にδ波がみられる場合は一部の例外を除いては異常と判定される．一方，θ波は成人においても覚醒時に散見されるのが普通である．
⑤小児期の脳波の特徴は一般に周波数が遅いこと，振幅が大きいことである．9歳頃には後頭部のα波は8～12 Hzとバラつきはあるものの速い成分が目立つようになるが，いまだ小児期の特徴を有している．思春期になるとかなり成人脳波に近づくが，覚醒時の後頭部ではα律動に混じて成人ではほとんどみられない徐波が目立っており，脳波は未成熟であることを示唆している．脳波がほぼ成人の標準となるのは19～20歳頃である．

【参考文献】
- 渡辺一功：満期産新生児の脳波．臨床脳波22：427-434, 1980.
- 大熊輝雄：臨床脳波学．第5版，医学書院，東京，119-135, 241-245, 1999.
- 堀　浩，内海庄三郎：脳波の臨床教室：一般医家のために．大日本製薬，大阪，33-49, 1982.
- 南　武嗣：新生児けいれん．中沢洋一，花井敏男(編)．てんかん．世界保健通信社，大阪，195-202, 1992.

解答　1

問題 035　新生児(低出生体重児を含む)・乳幼児・小児・成人・高齢者の脳波像の特徴

紡錘波の左右同期性を認めるのは何歳頃か．
① 2歳
② 5歳
③ 8歳
④ 11歳
⑤ 14歳

解　説　医★★☆　技★★★

- **紡錘波の形成**

睡眠段階2で認められる紡錘波(spindle)は，視床網様核より投射される視床-皮質ネットワークの結果として形成され，出現の量や長さ，頻度は発達の影響を受ける．満期産(正期産)の新生児の場合，12～14 Hzの紡錘波が生後数日で入眠期に認められるという報告もあるものの[1]，出現が顕著となるのは生後2ヶ月頃である[2]．この頃の紡錘波は左右独立して出現するが(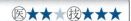図1)，2歳頃までに左右で同期するようになる．したがって，選択肢①の2歳が正解である．

問題 035　新生児（低出生体重児を含む）・乳幼児・小児・成人・高齢者の脳波像の特徴

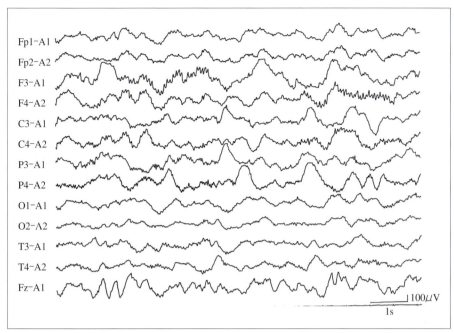

図1　1歳女児，睡眠ステージⅡ

・紡錘波と発達

　出現の時間情報と局在の点で2歳頃の紡錘波は依然として発達途上にある．紡錘波の持続時間は，個人差は大きいものの生後6ヶ月で1.5 s程度であるが，徐々に短縮して2歳前から3歳頃には最短（およそ0.7 s）となり，その後5歳頃までに延長する[3,4]．また，2歳前後に最小である出現頻度は，5歳頃までは増大しその後横ばいを示す．さらに，前頭部で記録される紡錘波は，幼児期に最大パワー値を示すものの徐々に減衰し，13歳頃には中心頭頂部の紡錘波と同じくらいの強度となるなど局在の発達変化は10歳代まで起こっている[5]．すなわち，選択肢⑤の14歳頃でようやく成人の紡錘波の様相に近いものとなる．

【文献】
1) Kellaway P, Fox BJ：Electroencephalographic diagnosis of cerebral pathology in infants during sleep：I. Rationale, technique, and the characteristics of normal sleep in infants. J Pediatr 41：262-287, 1952.
2) 伊藤　進，小国弘量：小児脳波．臨床神経生理学 42：378-386，2014.
3) Schollea S, Zwackaa G, Scholle HC：Sleep spindle evolution from infancy to adolescence. Clin Neurophysiol 118：1525-1531, 2007.
4) Tanguay PE, Ornitz EM, Kaplan A, et al：Evolution of sleep spindles in childhood. Electroencephalogr Clin Neurophysiol 38：175-181, 1975.
5) 永田貴美子，四宮滋子，高橋系一，他：前頭部紡錘波および中心・頭頂部紡錘波の発達過程とその意義．脳と発達 28：409-417，1996.

解答　1

問題 036　脳波賦活法（睡眠，光，過呼吸など）

8歳，男児．過呼吸賦活を行った際の脳波である．正しいのはどれか．

① 異常所見と判定する．
② 小児より成人で観察される頻度が高い．
③ この波形が出現したら測定を中止する．
④ 呼吸性アシドーシスに起因する所見である．
⑤ 通常過呼吸終了後1分以内に元の波形に回復する．

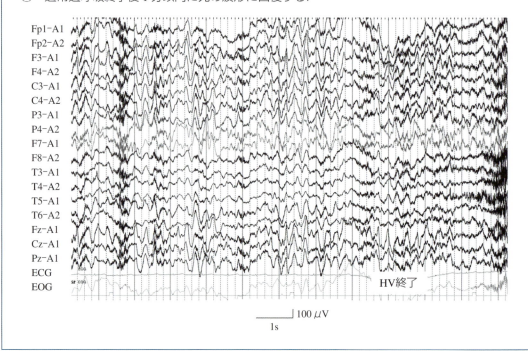

解説　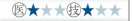

- **過呼吸賦活**

図は過呼吸（hyperventilation：HV）により，安静時にはみられない徐波化や振幅の増大化が出現したものであり，build up とよばれる[1]．過呼吸は突発性異常波（特に3Hz棘徐波複合やそれに伴う欠神発作[1]，非突発性異常波の誘発，賦活後のこれらの回復状態や再徐波化の有無の観察などを目的として行う[2]．重篤な心疾患，急性期の脳血管障害，重篤な呼吸器疾患などの患者と診断された患者に対しては，過呼吸を実施すべきでない[2]．もやもや病では過呼吸賦活終了後により著しい高振幅徐波である re-build up がみられる[3]が，脳虚血を助長するためもやもや病の確定診断がついている症例では過呼吸賦

活は禁忌である[4]．過呼吸は1分間に20〜25回，3〜4分連続して過呼吸を行わせる[2]．

- **過呼吸賦活による build up**

build up はてんかんやその他の脳疾患で多くみられるとされるが，健常者であっても特に10歳以下の小児ではしばしば顕著に出現する．過呼吸終了後1分以内に元の安静時の波形に回復した場合には正常と判断する[3]．build up 出現を理由に測定を中止する必要はない．過呼吸中にてんかん特有の波形が頻繁に記録された場合，あるいは被検者に明らかな苦痛や疲労がみられた場合には，途中で中止すべきである[2]．過呼吸による build up の発現機序の有力な説として，過呼吸により低炭酸ガス血症（低CO_2血症）となり，血管拡張作用のあるCO_2の低下により血管が収縮し，脳の乏血性低酸素症となる[1,5]こ

とが考えられている．その他，呼吸性アルカローシスのホメオスターシスから血管収縮しbuild upすることも考えられている[3]．

【文献】
1) 日本臨床神経生理学会認定委員会（編）：モノグラフ 臨床脳波を基礎から学ぶ人のために．日本臨床神経生理学会，東京，44-45，2008.
2) 日本臨床神経生理学会　臨床脳波検査基準改訂委員会：臨床脳波検査基準改定委員会報告　―改定臨床脳波検査基準（2002）案について．2002．http://jscn.umin.ac.jp/guideline/file/ClinicalEEGtest_draft.pdf（参照 2018-06-27）
3) 市川忠彦：新版脳波の旅への誘い　楽しく学べるわかりやすい脳波入門．第2版，星和書店，東京，2006.
4) 末永和榮，松浦雅人：デジタル臨床脳波学．医歯薬出版，東京，45，2011.
5) 岩田祐紀，原　恵子，太田克也，他：過呼吸による build up と酸素化・脱酸素化・総ヘモグロビンの脳内濃度変化との関連性．日本薬物脳波学雑誌 12：25-31，2011.

解答　5

問題 037　脳波賦活法（睡眠，光，過呼吸など）

指示応答が困難な場合の開閉眼賦活を代替する操作を選べ．
① 眼前で手を叩く．
② 強度の光刺激提示を行う．
③ 検者が慎重に手で開閉眼させる．
④ 光刺激の代わりに音刺激を遮断する．
⑤ 開眼のまま両眼球直上にガーゼを載せる．

解説　医★★☆　技★★★

開閉眼賦活は脳波の種々の脳波の賦活のうち，最も一般的な賦活法であり，脳波検査が臨床検査として行われるのとほぼ同時にα波を減衰させる賦活についての報告がなされている．一般に，開眼抑制が全くみられない状態は覚醒水準の低下や軽症意識障害の存在を示唆する．Kiloh らは"視覚刺激に対してα波が全く反応しない状態はまれであるし，明らかな異常所見である"と記述している[1]．このように，開眼抑制の有無は意識水準の程度を反映する重要な指標であるのだが，認知症の人への脳波検査など，開閉眼の指示に従命できない被検者が臨床現場では少なくないため，今回設問に加えた．実際には，多くの脳波検査現場では，従命困難で開眼が持続する場合，両眼球直上にガーゼを置いて検査がなされる．α波は多くの刺激で減少することが知られ，聴覚，体性感覚，その他の感覚刺激，精神賦活などでもα波減衰はみられるが，その頻度は開眼抑制に比較してかなり低いことも報告されており，100 から 7 ずつ減算する課題を行わせた場合には α 波減衰は 1.6％に認められたのみと報告される[2]．すなわち，開眼抑制には視覚刺激の大きな変化が必要であり，①の眼前での手叩きや④の音刺激遮断は適当な操作ではない．また，検者による眼瞼の開閉眼は明らかに覚醒水準に影響を与え，脳波や眼球運動の信号に大きな影響をもたらすため不適当である．強度の光刺激を提示する，アトロピンを点眼するなどで視覚機能を奪う方法は将来的には研究されるべきかもしれないが，現時点では証拠や報告はなく，刺激への反応変化も遅いと考えられ不適当である．

【文献】
1) Kiloh LG, McComas AJ, Osselton JW：Clinical Electroencephalography. 3rd ed. Butterworth-Heinemann, Lon-

don, 1972.
2) Bernard S, et al：Normal EEG and Sleep：Adults and Elderly. In Schomer DL, Fernando Lopes da Silva（eds）. Niedermeyer's Electroencephalography. 6th ed. Lippin- cott Williams & Wilkins, Philadelphia, 183-214, 2011.

解答　5

問題 038　睡眠段階による脳波変化

23歳，女性，てんかん．睡眠時脳波である．点線で囲まれた波形はどれか．

① K複合
② 鋭徐波複合
③ 頭蓋頂鋭一過波（vertex sharp transient）
④ 入眠期過同期（hypnagogic hypersynchrony）
⑤ アーチファクト

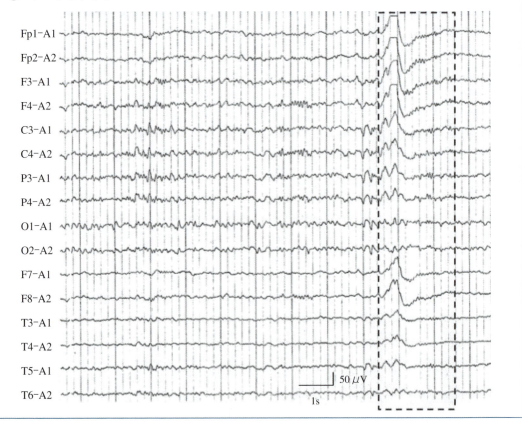

解　説　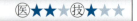

以下，選択肢ごとに説明を加える．
①K複合は睡眠第2段階（睡眠国際分類）で単発性にみられる生理的な波で，頭蓋頂で最も優勢である．しかし前頭部に優勢を示すことも少なくない．陰と陽の二相性波で，持続は500 ms以上とされ，振幅は頂点間では200 μV以上と幅広で高振幅である．陰性の高振幅波の直後に陽性の徐波成分がみられ，続いて睡眠紡錘波

（sleep spindle）を伴うことが多い．陰性波にはnotch様の波形を伴うことがあり，かなり尖鋭であると鋭徐波複合と見誤ることがある．

②鋭徐波複合は言葉のとおり鋭波と徐波の複合波である．鋭波の持続は70〜200 msで徐波を伴い，周波数は3 Hz未満である．広いてんかん原性を反映し，非定型欠神発作は広汎性の鋭徐波複合の律動性出現によるものである．

③頭蓋頂鋭一過波は睡眠第1段階に現れる尖鋭な波形で，二相性ないし三相性でみられ，頭頂部および中心部で最も優勢である．Gibbsらがhump（瘤波）と名づけた波である．持続は100〜300 msほどで，陰性成分の振幅は75 μV以上とされ，単発性に出現することが多い．生理的な波であるが，小児ではかなり尖鋭な波形を呈することがあり，棘波と見誤ることがある．一般的に棘波は左右差をもって出現するが，頭蓋頂鋭一過波は多くが左右対称性である．

④入眠時過同期は生理的な波で，多くは生後4, 5ヶ月から11歳過ぎまでにみる中心・頭頂部で優勢を示す3〜6 Hzの高振幅徐波群である．尖鋭な波形を混じると突発波と見誤ることがあるが，3 Hz棘徐波複合のように高い同期性をもってはじまることはなく，さらに同期性をみても部位によってはじまりに差をみることが多い．てんかん波と違って入眠期で主にみられること，そして前頭部に優位性を示すこともあるが，多くが中心・頭頂部で優勢を示す点で棘（鋭）徐波複合と区別ができる．

⑤脳波は広がりを持った電場である．したがって例外はあるが一つの電極のみに波形がみられる場合や逆にほとんどの電極で同じ振幅の波形をみる場合ではアーチファクトとみなしてよい．

問題の波形は耳朵基準導出である．陰性高振幅波に続いて陽性の徐波成分と睡眠紡錘波が確認され，持続は陰性成分だけでも500 msを越えている．睡眠紡錘波を認めることから，睡眠は第2段階と判断される．電位の広がりがあることからアーチファクトは否定的である．頭蓋頂鋭一過波と入眠期過同期については睡眠第1段階でみられる波形であること，また，それぞれの波形の特徴から除外ができる．鑑別すべきはK複合と鋭徐波複合となる．実臨床では広汎性鋭徐波複合は覚醒時にも出現をみるため識別できるが，提示した脳波は睡眠時であり，形状から判別せざるを得ない．本波形をみると陰性成分の立ち上がり，下降ともにさほど急峻ではなく，しかもその曲線は不整である．どちらかというと内側に向かって凸型をした立ち上がりにnotchを伴っている．これは釣り鐘型の整った曲線を描き，立ち上がりおよび下降が鋭い鋭徐波複合とは異なる形状である．よってK複合と判断される．K複合はわずかな感覚刺激で誘発されやすいため，外部のかすかな音に反応して出現したものと推察される．

【参考文献】
- 大熊輝雄：臨床脳波学．第5版，医学書院，東京，119-135，1999．
- 日本睡眠学会（編）：睡眠検査マニュアル．ライフ・サイエンス，東京，190-203，2008．

解答　1

問題 039　睡眠脳波の加齢による変化

高齢者の脳波の特徴で誤りはどれか．
① β波が増加する．
② 背景優位律動の振幅が増大する．
③ 背景優位律動の周波数が遅くなる．
④ 背景活動に徐波の混入が多くなる．
⑤ 側頭部へのθ波の混入が多くなる．

解説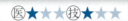

・脳波の加齢変化

脳波は年齢による変化，覚醒度による変化，個人差を考慮して判読する必要がある．25歳以下では背景活動に若年性後頭部徐波の混入があり得るので，だいたい25歳から60歳くらいまでが，成熟した脳波とされている．高齢者（60歳以上）になると，加齢による生理的変化が生じてくる．高齢者の覚醒時脳波では，速波の増加，徐波の増加を認め，側頭部の徐波も増加する．この側頭部の徐波は左側頭部に多くみられ，加齢による機能低下を示唆するとする説もあるが，メカニズムは明らかにはなっていない．また高齢者の側頭部には6〜11Hzの高振幅律動波が覚醒時〜軽眠期にみられることがあり，双極導出記録では格子窓のようにみえることからWicket棘波とよばれる．

・高齢者脳波の背景優位律動

高齢者の背景優位律動に関しては，ⅰ）周波数の徐波化，ⅱ）徐波の混入，ⅲ）連続性の低下，ⅳ）分布の広汎化，ⅴ）振幅の低下，ⅵ）出現量の低下，ⅶ）開眼による抑制の不明瞭化，などがみられる[1]．優位律動の振幅の個体差は大きいが，加齢に伴って振幅が増大していくということはないので，この設問での②は誤りとなる．

・睡眠時脳波の加齢変化

高齢者では覚醒時だけでなく睡眠時の脳波にも加齢性変化がみられ，入眠期頭蓋頂鋭波，睡眠紡錘波および睡眠δ波の振幅・出現率の低下を認める．高振幅徐波が出現しにくくなるので，高齢者の睡眠では徐波睡眠の割合が少なく判定される[2]．画像診断において，加齢による脳容量の減少や白質変化のどこまでが生理的でどこからが病的であるのかの線引きが難しいのと同様に，加齢による脳波変化もどこまでが生理的な変化であるかを数値化することは困難である．

・高齢者脳波を正常と判定する場合

高齢者の脳波判定をする場合には，生理的変化と思われる背景優位律動の組織化不良や側頭部への徐波の混入など観察される所見を記載したうえで，判定として「年齢を考慮して正常範囲」として，判定の根拠がわかるようにする[3]．

【文献】
1) 大熊輝雄，松岡洋夫，上埜高志，他：臨床脳波学．高齢者の脳波．第6版，医学書院，東京，130-134，2016．
2) 松浦雅人：正常脳波の年齢的変化(2)：成人，老年．日本臨床神経生理学会認定委員会（編）．モノグラフ臨床脳波を基礎から学ぶ人のために．日本臨床神経生理学会，東京，63-70，2008．
3) 日本臨床神経生理学会（編）：デジタル脳波の記録・判読の手引き．判読の手順と注意点．診断と治療社，東京，18-32，2015．

解答 2

問題 040　その他正常変異波形など

30歳，男性．服用している可能性が高い薬剤はどれか．2つ選べ．
① ジアゼパム
② カルバマゼピン
③ クロルプロマジン
④ フェノバルビタール
⑤ バルプロ酸ナトリウム

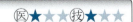

解説　医★★★　技★★★

● 薬物速波

前頭部優位のβ波を認める．これは薬物速波とよばれるβ波であり，ベンゾジアゼピン系薬剤，バルビツール系薬剤の服用下で出現する[1]．

● 各選択肢の解説

上記のうちベンゾジアゼピン系薬剤は①のジアゼパム（抗不安薬），バルビツール系薬剤は④のフェノバルビタール（抗てんかん薬）である．ベンゾジアゼピン系薬剤は「抗不安薬」，「睡眠薬」とよばれる薬剤の多くを占めており，精神

科以外で処方されることも少なくない．バルビツール系薬剤は，抗てんかん薬，睡眠薬としてわずかに使用されているが，耐性形成の速さ，依存形成，過量服薬の際の致死性の高さから近年では使用されることが激減している．クロルプロマジンなどの抗精神病薬（統合失調症を主な適応症とする薬剤）や抗てんかん薬であるカルバマゼピンは，徐波の混入をもたらすといわれている[1]．

【文献】
1) 越野好文：向精神薬による脳波変化．精神科治療学 4：327-340, 1989.

解答　1, 4

問題041　基礎(背景)活動の異常

ヒプスアリズミアの特徴はどれか．2つ選べ．

① 棘波の連続
② 一焦点性徐波
③ 多焦点性棘波
④ 緩徐性棘徐波複合
⑤ 広汎性高振幅徐波

解説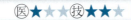

ヒプスアリズミアまたはヒプサリズミア[1]は乳児期にみられるWest症候群の診断に必要な3主徴の一つである発作間欠時の脳波所見で，Gibbs & Gibbsが特徴的パターンを記載し"hyparhythmia"と命名したが，最近は"hypsarrhythmia"と表記される[2,3]．

その特徴的脳波パターンは広汎性高振幅徐波が連続的な背景をなし，時間的に非律動的で，空間的に多焦点性または非同期性のバラバラな棘波または鋭波が混在する恒常的脳波異常であり[2〜4]，脳炎・脳症の脳波所見に近い．

上記特徴的脳波所見は睡眠，臨床発作，また年齢により変化する．睡眠時には連続性が消失し周期性を示すことが多いが，大田原症候群に認められるサプレッションバーストのような一定の周期を持った平坦波を示すことはない[3,4]．またレム期にはヒプスアリズミアまたはヒプサリズミアは認められないことが多い．

臨床発作としてシリーズ形成性スパズムが開始すると，ヒプスアリズミアまたはヒプサリズミアは認められなくなることが多く，個々のスパズムの発作時脳波所見は多相性高振幅徐波が主体で，局在性低振幅速波の先行や高振幅徐波に続く速波バーストや背景活動の平坦化(脱同期化)を伴うことが多い[3,4]．

記録時年齢が1歳(乳児期)を過ぎると覚醒時脳波では非同期性が減じて部分的にはLennox-Gastaut症候群に認められる遅鋭徐波(緩徐性棘徐波)様の所見を認めるようになるが，睡眠時脳波では依然として非同期性が残存している．

以上の脳波所見からヒプスアリズミアまたはヒプサリズミアの特徴は多焦点性棘波と広汎性高振幅徐波となる．

【文献】

1) 日本臨床神経生理学会　用語集委員会：日本臨床神経学会用語集2015(用語の五十音順)．2072, 2073, 2015.
2) Gibbs FA, Gibbs EL：Atlas of electroencephalography. Epilepsy II. Addison-Wesley, Cambridge, Massachusetts；. 24-30, 1952.
3) 萩野谷和裕：West syndrome/ウエスト症候群．日本てんかん学会(編)．てんかん用語辞典．改訂第2版，診断と治療社，東京，153-154，2017.
4) Watanabe K, Negoro T, Okumura A：Symptomatology of Infantile spasms. Brain Dev 23：453-466, 2001.

解答　3, 5

問題 042　てんかん性異常波（てんかん症候群と脳波）

誤った組合せはどれか．2つ選べ．
① 肝性脳症 ─ 三相波
② West 症候群 ─ 鋭徐波複合
③ 欠神発作 ─ 3 Hz 棘徐波複合
④ ミオクロニー発作 ─ 多棘徐波複合
⑤ Lennox-Gastaut 症候群 ─ 前側頭部棘波

解　説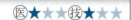

以下，選択肢ごとに説明を加える．
①三相波（triphasic wave）は，Bockford ら（1954）が記載して以来，肝性脳症（肝性昏睡，肝脳疾患）にかなり特徴的な脳波とされてきた．現在では肝性脳症に加えて他の代謝性脳症や無酸素脳症などにも出現することが明らかになっている．
②West 症候群の発作間欠期には，Gibbs & Gibbs（1952）がヒプサリズミア（hypsarrhythmia）と名づけた特有な脳波像が高率に出現し，本症候群の診断に重要である．
③欠神発作の発作中の脳波には，ふつうは規則正しい左右対称性の 3 Hz 棘・徐波複合が出現するが，2〜4 Hz 棘・徐波のこともあり，多棘・徐波複合のこともある．
④ミオクロニー発作の発作時脳波としては，ふつうは多棘徐波（polyspike and wave），あるいはときに棘徐波あるいは鋭徐波が出現する．
⑤Lennox-Gastaut 症候群では，間欠期脳波に特徴的な（遅）棘・徐波複合（slow spike-and-wave complex）がみられる．

【参考文献】
- 大熊輝雄, 松岡洋夫, 上埜高志, 他：臨床脳波学. 第 6 版, 医学書院, 東京, 2016.

解答　2, 5

問題 043　てんかん性異常波（てんかん症候群と脳波）

てんかん性異常波はどれか．
① 頭蓋頂鋭一過性波
② 睡眠時後頭部陽性鋭波（POSTS）
③ 前頭部間欠律動性δ活動（FIRDA）
④ 成人無症律動性電気的放電（SREDA）
⑤ 側頭部間欠(性)律動性δ活動（TIRDA）

解説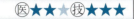

以下，選択肢ごとに解説を加える．
①頭蓋頂鋭一過性波は睡眠第1段階に，主に頭蓋頂部（vertex）に振幅の大きな鋭波が出現する．この波は，二相性あるいは三相性で，持続は100〜300 ms，振幅200〜300 μVで，両側の頭頂部および中心部に最も優勢に左右対称的，単発性に出現することが多いが，2〜3個連続して出現することもあり，鋭波と徐波を混じた一連の波が一過性に出現することもある[1]．
②睡眠時後頭部陽性鋭波（positive occipital sharp transients of sleep：POSTS）は睡眠第1段階から第2段階に，後頭部に4〜5 Hzの陽性鋭波が，時に非対称性に出現する．幼児期から認められるが15〜35歳でよく認められる．小児期後半から若年では，縦連結双極導出法でPOSTSが目立つ場合に棘波と間違うことがある[2,3]．
③前頭部間欠律動性δ活動（frontal intermittent rhythmic delta activity：FIRDA）は単律動δ波のうち間欠的に出現する傾向が強いものを間欠律動δ波（intermittent rhythmic delta activity：IRDA）とよび，前頭部に出現するものをFIRDAとよぶ．両側性に出現する場合は第3脳室周辺，一側性に出現する場合は，同側大脳半球の深部腫瘍に関連する[4]．
④成人無症律動性電気的放電（subclinical rhythmic electroencephalographic discharge of adults：SREDA）は両側ないし一側の頭頂・側頭部（特に頭蓋頂）に，比較的高振幅の4〜7 Hzの徐波ないし鋭波様活動が律動的に出現し，数10秒から数分持続するパターンをいう．SREDAは潜在性の慢性虚血性・低酸素状態との関連あるいは，脳血管障害や一過性の低酸素脳症と関連すると思われているが，一定した見解が得られていないが，てんかん性異常ではない[5]．
⑤側頭部間欠(性)律動性δ活動（temporal intermittent rhythmic delta activity：TIRDA）は内側側頭葉てんかんにおいて前側頭部に認めることがある．覚醒時，睡眠時の50％以上で認められる場合には，認められる側にてんかん原性焦点（内側側頭葉の硬化性病変）が存在することが強く示唆される[6]．

【文献】
1) 大熊輝雄：臨床脳波学．第4版，医学書院，東京，114-115，1991．
2) 日本臨床神経生理学会認定委員会（編）：モノグラフ 臨床脳波を基礎から学ぶ人のために．日本臨床神経生理学会，東京，62，2008．
3) 前垣義弘：実践 小児脳波入門：日常診療に役立つ脳波アトラス．永井書店，大阪，19，2007．
4) 大熊輝雄：臨床脳波学．第4版，医学書院，東京，260-262，1991．
5) 日本臨床神経生理学会認定委員会（編）：モノグラフ 臨床脳波を基礎から学ぶ人のために．日本臨床神経生理学会，東京，77，2008．
6) 日本臨床神経生理学会認定委員会（編）：モノグラフ 臨床脳波を基礎から学ぶ人のために．日本臨床神経生理学会，東京，132，2008．

解答　5

問題 044　てんかん性異常波と鑑別必要な波形とその意義（POSTS, Wicket spikes, BETS, その他）

5歳，女児，てんかん．点線部の波形は何か．

① μ波
② 鋭徐波
③ 6 Hz 棘徐波
④ 14 & 6 Hz 陽性棘波
⑤ 睡眠時後頭部陽性鋭一過性波（POSTS）

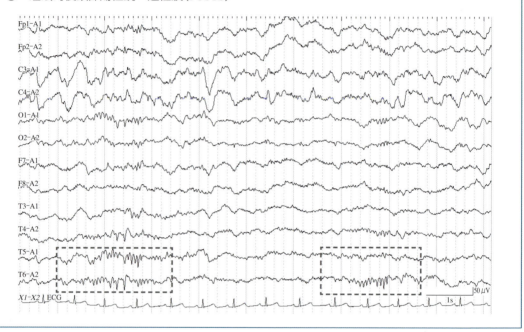

解説　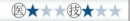

α波がなくC3，C4に頭蓋頂鋭一過性波を認めることから睡眠時脳波であることが分かる．点線部に示したT5，T6に優位の波形は，基準導出法で下向き（陽性）の鋭い櫛歯状であり，その周波数が約14 Hzと6 Hzであることから④14 & 6 Hz 陽性棘波（positive spikes/positive bursts）と判定できる．この波形は学童期から思春期で入眠期に特に多く認め，本症例はてんかんの患者であるがてんかん発射ではない．

- 鑑別すべき波型

「μ波」は覚醒時に中心部優位に出現するα帯域の波形であり，手などの運動で抑制される．② 鋭徐波はてんかん発射に属し，棘波の持続時間が70 ms以上に広がったような波形に徐波が後続する．③ 6 Hz 棘徐波はwave and spike phantomともよばれ，陽性棘波と類似点があるが14 Hz成分は含まない．⑤ 睡眠時後頭部陽性鋭一過性波（positive occipital sharp transients of sleep：POSTS）は文字どおり後頭部に特に浅睡眠で明瞭に出現する陽性の鋭く尖った波形で，頻度は高く病的意義はない．

解答　4

問題 045　てんかん性異常波と鑑別必要な波形とその意義（POSTS，Wicket spikes，BETS，その他）

λ波が出現するのはどれか．
① 開眼
② 睡眠
③ 過呼吸
④ 前頭部
⑤ 暗い部屋

解説

- **λ波が出現する状況**

λ波（lambda wave）は覚醒，開眼状態で後頭部に出現する鋭い陽性波である．明るい環境で視覚探索中のサッケードで誘発される．暗室では出現しない．てんかんの長時間ビデオ脳波モニタリングでは明るい病室で長時間過ごすので，読書中などにしばしばλ波が認められる．

一方，検査室で行う通常の脳波検査では，室内が暗く，閉眼持続の時間帯が長いので，λ波の出現頻度は低い．

- **λ波の形態と出現部位**

形態は三角形であり，しばしば連続出現して鋸歯状となる．振幅は様々であるが，通常は50μVを越えない．後頭部に両側同期性に出現し，しばしば頭頂部，後側頭部にも広がる．

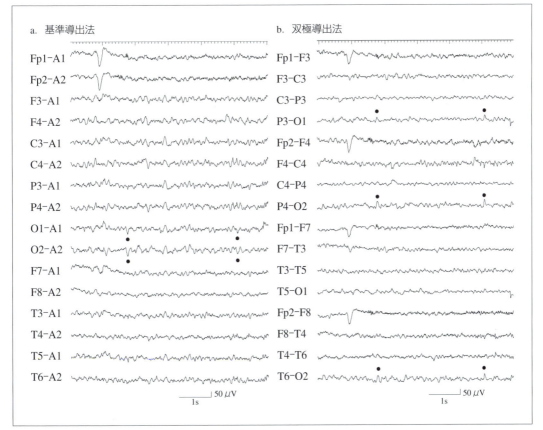

図1　λ波（6歳児）

- **λ波の特徴と鑑別法**

健常者に認められる波形であり，病的意義はない．上述のように，病室で施行する長時間脳波モニタリングでは日常的に遭遇する．成人に比べて小児では出現頻度が高い．鋭い波形であるから，てんかん性棘波との鑑別が必要である．λ波は陽性波，てんかん性棘波は陰性波である．基準導出法で波形の極性を確認することにより容易に鑑別可能である．図1に6歳児の脳波を示す．同じ脳波データを用いて基準導出法(図1-a)と双極導出法(図1-b)で表示し，λ波を「●」で示した．基準導出法でλ波は下向きの陽性波であることに注目する．なお，Fp1とFp2に瞬目アーチファクトが混入し，後頭部α律動が乏しいことから，覚醒時の開眼状態の記録であることがわかる．

λ波の形態および出現部位は睡眠時後頭部陽性鋭波(positive occipital sharp transients of sleep：POSTS)に類似するが，両者に直接的な関連はないとされる．

- **λ波は開眼状態で出現**

本問題ではλ波が出現する状況と部位が問われている．明るい部屋で覚醒，開眼状態のときに後頭部に出現する波形であるから，正解は「①開眼」である．

【参考文献】
- 大熊輝雄，松岡洋夫，上埜高志，他：臨床脳波学 第6版．医学書院，東京，111-113，2016．

解答　1

問題046　発作時脳波記録の注意点

図の脳波について**誤り**はどれか．

① 全般てんかんでみられる．
② 過呼吸で誘発される．
③ 意識減損の有無を確認する．
④ 四肢の間代性けいれんがみられる．
⑤ 数秒〜数十秒で自然に終止する．

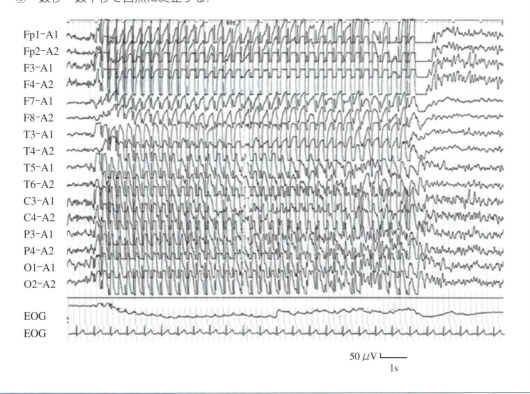

解　説　医★★★　技★★

　図は，約3 Hzの周波数をもつ律動的左右対称性に同期する全般性高振幅の棘徐波複合，つまり3 Hz棘徐波複合である．3 Hz棘徐波複合は，選択肢①のように全般てんかんに含まれる欠神てんかんにおいて観察され，3 Hz棘徐波複合の出現時に患者はしばしば定型欠神発作を呈する．発作の誘発因子は過呼吸であり，未治療の欠神てんかん患者では選択肢②のように，過呼吸負荷を行うことで，高率に発作が誘発される．そのため，欠神てんかんが疑われるときには，脳波検査中に過呼吸負荷を行い，発作時脳波および発作症状を記録し，診断に役立てる．

　定型欠神発作は非けいれん性の全般発作の一つであり，突然始まり，選択肢⑤のように数秒から数十秒（4〜20秒）発作が持続した後に，突然終了する意識障害（意識消失）が特徴的である．その間，それまで行っていたことを突然中断し，反応がなくなることで気づかれる．随伴症状（単純な自動症や眼瞼・口角などの間代性徴候や脱力徴候，強直徴候）を伴う欠神発作も珍しくはない一方，随伴症状のない欠神発作も多い．そのため，3 Hz前後の棘徐波複合や多棘徐波複合が出現しているときには，その出現に合致して選択肢③にあるように，意識減損の有無，つまり発作出現の有無を確認することが重要である．

【参考文献】
- 日本てんかん学会（編）：てんかん学用語事典．改訂第2版，診断と治療社，東京，1，2017．
- 日本てんかん学会（編）．てんかん専門医ガイドブック―てんかんにかかわる医師のための基本知識．診断と治療社，東京，67-69，2014．
- Bureau M，Genton P，Dravet C，et al.（編），井上有史（監訳）：てんかん症候群―乳幼児・小児・青年期のてんかん学．原書 第5版，中山出版，東京，2014．
- 藤原建樹（監），高橋幸利（編）：小児てんかん診療マニュアル．改訂第2版増補版，診断と治療社，東京，218-219，2010．

解答　4

問題047　脳炎・脳症，意識障害と脳波

意識障害でみられないのはどれか．
① δ波
② θ波
③ 三相波
④ 開眼抑制良好
⑤ 後頭部優位律動の周波数低下

解説

意識障害では意識混濁の進行と並行して，脳波の周波数はα波帯域からδ波帯域に低下する．しかし，後頭部優位律動（α帯域）に多量のθ波が混入する場合，成人では覚醒水準低下と軽症意識障害を区別することは困難である．時としてベンゾジアゼピンやバルビタール酸塩などでβ波の出現をみることもある．高用量の中枢神経系抑制薬投薬時には脳波の振幅は低下する[1]．三相波は肝性脳症において高アンモニア血症に伴う場合が有名であるが，ほかに，低酸素脳症，中毒，代謝異常，外傷，脳腫瘍などでの出現も報告されており，これらの病態では通常何らかの意識混濁がみられる[1]．開閉眼試験は優位律動の反応性を観察するものであり，意識状態に問題のない場合，閉眼時に出現するα波は開眼により抑制される．また，小児期〜思春期に頻繁に観察される後頭部優位の3〜4 Hzの徐波も開眼により減衰し閉眼により賦活される．また，脳の機能低下や器質的問題が存在する状態では開眼時のα波抑制が不十分になることも知られる[2]．alpha attenuation test[3]など開閉眼時のα波の出現特徴をdrowsinessの重症度判定に用いた試験も存在する．

【文献】
1) Kaplan PW and Bauer G：Anoxia, coma, and brain death. In Schomer D and Da Silva, FH（eds）. Niedermeyer's Electroencephaography 6th ed. Lippincott Williams & Wilkins, Baltimore, 435-455, 1999.
2) 大熊輝雄：臨床脳波学．第5版，医学書院，東京，1999．
3) Alloway CED, Oglivie RD, and Shapiro CM：The alpha attenuation test：assessing excessive daytime sleepiness in narcolepsy-cataplexy. Sleep 20：258-266, 1997.

解答　4

問題 048　脳血管障害，脳腫瘍，脳器質障害と脳波

43歳，女性．3年前に，破裂右中大脳動脈瘤に対して，右前頭・頭頂・側頭開頭による動脈瘤のクリッピング術を受けた．本日，全身痙攣発作を起こして受診した．CTでは右中大脳動脈領域に陳旧性脳梗塞を認めた．図の脳波所見が得られた．誤りはどれか．2つ選べ．

① 光駆動ははっきりしない．
② 光刺激で発作発射がみられる．
③ 右前頭・側頭部に徐波がみられる．
④ 右前頭部を中心に発作発射がみられる．
⑤ 右前頭部を中心に breach 律動がみられる．

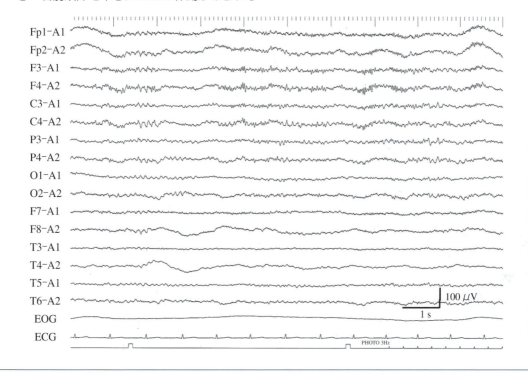

解説

- **Breach 律動**

breach 律動に関する問題である．breach とは裂け目の意味で，breach 律動は，頭部外傷や脳外科の開頭・穿頭手術などで生じた骨欠損の部位またはその近傍で記録される高振幅の律動をいう．頭蓋内の電気活動が，骨欠損を介して，頭蓋骨のフィルターをうけることなく，直接頭皮上から記録されるためと考えられており，高振幅で，鋭的な波形を有していることから，しばしばてんかん性放電との鑑別を要する．本症例は右前頭・頭頂・側頭開頭手術を受けており，同部に breach 律動が出現することが予想される．

以下，選択肢ごとに説明を加える．

①光刺激による光駆動は両側後頭部でははっきりしない．

③右中大脳動脈の陳旧性脳梗塞による機能低下を反映して，右前頭側頭部に徐波がみられる．

②，④，⑤右前頭部(F4)を中心に，左側と比べてやや高振幅の律動がみられ，これが光刺激で増強されるようにみえるが，これは breach 律動であり，発作発射ではない．breach 律動と発作発射との鑑別は困難なことが多く，本症例のように，waxing/waning を伴うことなく，ほぼ同

様の形態をした律動の持続が開頭部位に一致してみられた場合はbreach律動と判定される.

【参考文献】
- Cobb WA, Guiloff RJ, Cast J, et al：Breach rhythm： The EEG related to skull defects. Electroenceph clin Neurophysiol 47：251-271, 1979.
- Brigo F, Cicero R, Fiaschi A, et al：The breach rhythm. Clin Neurophysiol 122：2116-2120, 2011.

解答　**2, 4**

問題049　周期性放電とバースト・サプレッション・パターン

臨床的に病的な脳波所見はどれか．
① λ波
② 6 Hz 棘徐波複合
③ 14 & 6 Hz 陽性棘波
④ 周期性同期性放電
⑤ 精神運動発作異型（psychomotor variant）

解　説　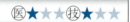

- **臨床的に病的な脳波所見**

びまん性・多巣性脳障害での脳波異常には，基礎律動の徐波化，間欠性あるいは持続性δ活動，三相波，周期性てんかん性放電，群発・抑制交代，大脳電気的無活動などがあり，病因を確定する根拠とはならないが，重症度の判定や予後の推定をするための価値ある情報となり得る[1]．周期性同期性放電（periodic synchronous discharge：PSD）は，一定の周期で比較的規則的に反復する全般性，左右周期性の突発異常波で，てんかん原性あるいはそれに近い脳の機能状態が示唆され，長周期（数秒）の代表的疾患に亜急性硬化性全脳炎，短周期（1秒前後）の代表的疾患にクロイツフェルト・ヤコブ病があり，無酸素脳症，肝性脳症，アルツハイマー型認知症などでも認めることがある．クロイツフェルト・ヤコブ病の脳波所見として記載されるPSDsはperiodic sharp wave complexes（PSWCs）と記載されることがある．

- **臨床的意義が不明な特異な脳波所見**

臨床的意義が不明な特異な脳波所見には，6 Hz 棘徐波複合，14 & 6 Hz 陽性棘波，精神運動発作異型，小鋭棘波，wicket 棘波，breach 律動などがある[2]．6 Hz 棘徐波複合および 14 & 6 Hz 陽性棘波は，棘波，棘・徐波複合そのものとしては，突発異常波に属することは明らかであるが，臨床的に無症状のものにも出現することから，その診断的意義については，いまだ議論が多い．精神運動発作異型は，比較的まれな脳波パターンで，うとうと状態のときに側頭部とくに側頭中部を中心に出現する 4～7 Hz のθ波の群発で，徐波にはこれよりも速い波が重畳して陰性の尖った刻み目がついていることが多い．

- **正常成人にも認める比較的特殊な脳波**

比較的特殊な脳波として正常成人にも認められるものに，μ律動，λ（ラムダ）波，Fmθなどがある．λ波は，開眼時に後頭部に比較的まれに認められる，基準電極に対して陽性の単相性，三角形の鋭波で，光刺激に対する反応との関係が考えられている[3]．

【文献】
1) 川村哲朗, 廣瀬源二郎：びまん性・多巣性脳障害. 日本臨床神経生理学会認定委員会（編）. モノグラフ 臨床脳波を基礎から学ぶ人のために. 日本臨床神経生理学会, 東京, 177-185, 2008.
2) 松岡洋夫, 三浦伸義：臨床的意義が不明な特異な脳

波所見．日本臨床神経生理学会認定委員会（編）．モノグラフ　臨床脳波を基礎から学ぶ人のために．日本臨床神経生理学会，東京，71-80, 2008.
3) 大熊輝雄：ラムダ波．脳波判読 step by step「入門編」．第4版，医学書院，東京，232-233, 2006.

解答　4

問題050　その他

P300について誤りはどれか．
① 睡眠中にも出現する．
② オッドボール課題で出現する．
③ 加算回数は20〜50回程度がよい．
④ 認知処理によって生じる電位である．
⑤ 加算回数が増えるにしたがって馴れを生じる傾向がある．

解説　医★★★技★★★

代表的な事象関連電位の内因性成分の一つがP300である．一般的には，オッドボール課題を用いて，標的刺激に対して刺激提示後300 ms付近に，CzからPz優位に出現する陽性成分である[1〜3]．

以下，個々の選択肢について解説する．
① × 通常は，覚醒した状態でオッドボール課題などの心理的課題で誘発される．受動的な刺激に対しても，低頻度刺激が強く目立ち，高頻度刺激との類似性が低い場合は出現する．しかしミスマッチ陰性電位とは異なり，睡眠・昏睡中などにおける，意識に上る閾値以下の処理過程は反映しない[1〜4]．
② ○ オッドボール課題は，被検者に低頻度刺激（標的刺激）と高頻度刺激（標準刺激または非標的刺激）を識別させる課題である．聴覚刺激では高音と低音を20%対80%でランダムに呈示するのが標準的であるが，実験の目的や条件により調整される．視覚性課題では，図形・文字・写真などを刺激に用いる．反応形式はカウント（計数）やボタン押しが用いられる．また2種類の刺激に加えて，低頻度の非標的新奇刺激（白色雑音など）を加える場合もある．新奇刺激は無視させるが，それに対してもP300が発生し，P3aとよばれる．この場合標的刺激に対するP300はP3bとして区別される．視覚の非標的新規刺激（novel）に対するP300はnovelty P300ともよばれる．P3aやnovelty P300はP3bと比べて潜時が短く，Fz, Cz優位に出現する．通常用いられる2種類の刺激によるオッドボール課題においても，P300の下位成分，P3a/novelty P300とP3bが二峰性を持って同定できる場合があるが，その場合はP3bの頂点をP300潜時として測定する[1〜3]（図1）．
③ ○ P300を同定可能な波形を得るためには最低20回程度の標的刺激による加算が必要である．加算回数が増せば波形は滑らかになるが，加算回数が多すぎると標的刺激に対する馴れ（habituation）が生じる．馴れが生じた試行は振幅が減衰するため，50回程度までが最適とされている[1]．
④ ○ 認知心理学的解釈には諸説あるが，刺激に対する評価，判断，比較，選択的注意，認知文脈の更新などの機能的役割があると考えられている[1〜3]．
⑤ ○ ③で述べたように，標的刺激に対して新奇性が薄れてくると，馴れが生じ振幅が減少する[2]．

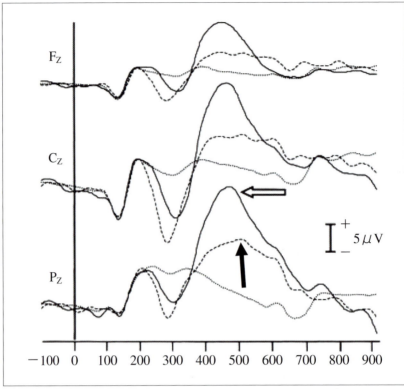

図1 視覚オッドボール課題におけるP300の波形（横軸の単位はms）
標的刺激に対するP3b成分（白い矢印）とnovel刺激に対するnovelty P300（黒い矢印）を同定できる．濃い実線は標的刺激，破線はnovel刺激，薄い実線は標準刺激に対する波形をそれぞれ表す．
（文献5）より改変）

【文献】
1) 加賀佳美, 相原正夫：P300：基礎. 日本臨床神経生理学会認定委員会（編）. モノグラフ　脳機能計測法を基礎から学ぶ人のために. 日本臨床神経生理学会, 東京, 80-85, 2013.
2) 切原賢治, 荒木　剛, 笠井清登：事象関連電位検査の基礎知識　聴覚性事象関連電位. 神経内科 65：351-355, 2006.
3) 立花久大：事象関連電位検査の基礎知識　視覚性事象関連電位. 神経内科 65：356-366, 2006.
4) 矢部博興：ミスマッチ陰性電位：基礎. 日本臨床神経生理学会認定委員会（編）. モノグラフ　脳機能計測法を基礎から学ぶ人のために. 日本臨床神経生理学会, 東京, 109-114, 2013.
5) Kirino E, Belger A, Goldman-Rakic P, et al：Prefrontal activation evoked by infrequent target and novel stimuli in a visual target detection task：an event-related functional magnetic resonance imaging study. J Neurosci 20：6612-6618, 2000.

解答　1

問題 051 終夜睡眠ポリグラム(PSG)の記録法(小児を含む)と解析法

睡眠ポリグラフ検査(polysomnography：PSG)の記録の一部(30秒間の記録)を示す．このときの睡眠段階について正しいのはどれか．

① 覚醒して本を読んでいる．
② うとうとした状態(drowsy state)である．
③ 睡眠段階 REM(stage REM)である．
④ 筋活動低下を伴わないレム睡眠(REM sleep without atonia)である．
⑤ せん妄状態である

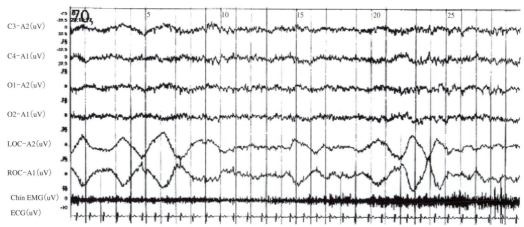

フィルター設定：脳波と眼球運動図 LFF 0.5 Hz，HFF 70 Hz；オトガイ筋表面筋電図 LFF 10 Hz，HFF 100 Hz；心電図 LFF 0.3 Hz，HFF 70 Hz

解説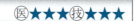

- **PSG raw data の解析の基礎となる考え方**

ふだん PSG 記録を見慣れていないと違和感のある記録であると思われるが，その原因は PSG では紙記録の1ページが30秒に相当する(問題文にも明記)ためであり，ルーチンの脳波記録に比べ，圧縮されて見えることにまず注意する．加えて PSG の場合，脳波誘導の数は少なく，そのかわりに眼球運動，オトガイ筋表面筋電図の記録が加わっている．レム睡眠を除くと脳波のみでも睡眠段階を判定することは可能であるが，この問題のように前後の記録がなく1ページのみを見て判定する場合は，脳波以外の誘導で起こっていることも参考にして状況証拠を固めていく．この記録では，α律動があまり明瞭に見えてこないが，少なくとも脳波記録の

部分に睡眠紡錘波やK複合がない(→睡眠段階2ではない)，高振幅の徐波がない(→睡眠段階3，4ではない)ことが見てとれる．残るは覚醒しているか，入眠期(睡眠段階1)であるか，睡眠段階 REM であるかであるが，眼球運動の誘導(LOC-A2, ROC-A1)に緩徐眼球運動(slow eye movement：SEM)が記録されているため，SEM が覚醒から入眠に移行するときの眠気の指標であることを知っていると正解に行きつくことはたやすい．しかし，このことを知らなくても論理的に考えていくと正解することは可能である．つまり，覚醒(目をあけて何かを読んでいたら目を動かすが，その場合は急速眼球運動になる)でもレム睡眠(Rapid Eye Movement があることから REM 睡眠と名づけられた)でも眼球運動は速く急峻な動きとして記録されるはずなので，①，③，④が否定できる．⑤については，

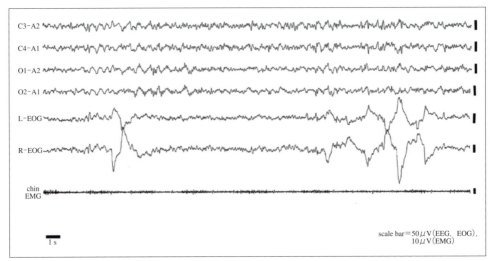

図1 レム睡眠の記録（30秒）
オトガイ筋表面筋電図の振幅は感度を上げて記録してもほぼ平坦に近い状態になる．

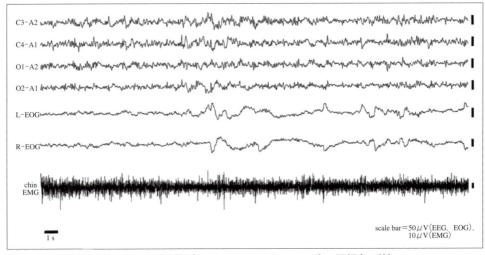

図2 筋活動低下を伴わないレム睡眠（REM sleep without atonia）の記録（30秒）
オトガイ筋表面筋電図より持続的（tonic）な筋活動が記録されている．

アルコール離脱時のせん妄では筋活動低下を伴わないレム睡眠（REM sleep without atonia：RWA）と類似の記録がとれることがわかっているが，多くの場合，せん妄時にPSGを実施すること自体が困難であり，この記録のような身体の動きや筋電図のアーチファクトもない記録がとれることはないであろうと常識的に考えても⑤は否定できる．本問の眼球運動と比較して理解を深めるために以下にレム睡眠とRWAの記録を呈示しておく（図1，2，3）．

【参考文献】
・小栗卓也，立花直子，福山秀直：終夜睡眠ポリグラフィにおける"筋活動低下を伴わないレム睡眠（REM sleep without atonia）"のスコアリングとその課題．臨床神経生理学 35：145-153，2007．

解答　2

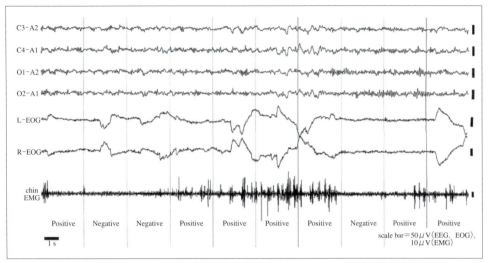

図3 筋活動低下を伴わないレム睡眠（REM sleep without atonia）の記録（30秒）
オトガイ筋表面筋電図より筋活動が記録されているが，図2と異なり，図3では相動的（phasic）に振幅が高まっている様子を示している．

問題052　終夜睡眠ポリグラム（PSG）の記録法（小児を含む）と解析法

標準的な睡眠ポリグラフィ（polysomnography：PSG）で記録すべき表面筋電図はどれか．
① 口輪筋
② 胸鎖乳突筋
③ 僧帽筋
④ 腓腹筋
⑤ 前脛骨筋

解説　医★★☆技★★★

・PSGの原法

睡眠ポリグラフィ（polysomnography：PSG）の原法は，ⅰ）脳波誘導2チャンネル（C3-A2，C4-A1），ⅱ）眼球運動図，ⅲ）オトガイ筋表面筋電図の3者のパラメータから構成されており，ⅰ）によって覚醒か睡眠かを見分け，さらに睡眠の場合はその深度を一定の約束事に基づいてスコアすることを目的としていた[1]．しかし，睡眠は大きくノンレム睡眠とレム睡眠とに分類され，両者の生理的意義は大きく異なっているため，種々の睡眠関連疾患を診断，治療する際にもその違いを理解することが必要である．し

たがってPSGの記録よりレム睡眠を確実にスコアするためにはⅰ）のみでは不可能で，ⅱ），ⅲ）を用いることでレム睡眠の定義の根幹となる急速眼球運動（rapid eye movements：REMs）と抗重力筋の筋活動の低下（REM related muscle atonia）を記録することが可能となる．

・呼吸パラメータが追加された理由

時代が進むにつれ，睡眠時の呼吸状態も同時に記録しないとその病態が明らかにできなかった睡眠時無呼吸症候群（sleep apnea syndrome：SAS）という疾患概念が形成されていく過程でPSGには各種の呼吸パラメータが導入された．その際にⅰ），ⅱ），ⅲ）のオリジナルのパラメータと呼吸運動や気流を同時記録することによっ

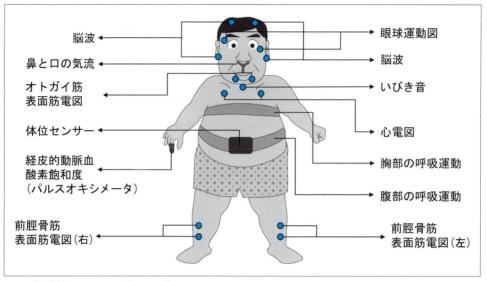

図1 標準的なPSGの電極およびセンサーの配置

て，呼吸イベントの終了時に秒単位の脳波変化が起こり，SAS患者の睡眠が安定しないことが明らかとなった．当初の30秒を1エポックとした睡眠段階の分類方法では，ごく短時間の脳波変化を反映させることができなかったことから，後年，この脳波変化のうち3秒以上持続し，条件に合うものがarousal（覚醒反応，一過性覚醒）として解析されるようになっていった[2]．

- **前脛骨筋表面筋電図が追加された理由**

さらにColemanらが睡眠時周期性下肢運動（periodic leg movements during sleep：PLMS，当時nocturnal myoclonusと間違った用語が併記されていた）という睡眠中の運動現象を最初に記載し，繰り返される足関節の背屈運動を記録すべき部位として前脛骨筋表面筋電図が取り入れられた[3]．ここで注意したいことは，前脛骨筋表面筋電図の導入は，あくまでも睡眠に何らかの影響を及ぼす可能性がある事象をもれなく記録しようという睡眠医学側の事情から生まれたことである．神経生理学的には，運動を正確に記録，記載するためにはある筋群とその拮抗筋群との両者の表面筋電図を記録しなければならないが，PSGにおけるPLMS記録の意味は，arousalを伴いうる事象を記録するところにあるため，標準的なPSGでは，腓腹筋表面筋電図は記録されない．ただし，これらはあくまでも

「臨床場面で使用されるルーチンのPSG」としてコンセンサスが得られているパラメータを指しており（図1）[4]，種々の研究目的や他の現象を疑ったときには（例：PLMSに加えて周期的な手根関節屈曲運動が睡眠時に起こっている[5]），オトガイ筋と前脛骨筋に加えて別個の筋の表面筋電図を記録することが必要とされる場合がある．現在のPSGは睡眠関連疾患に対して，誰が記録しても解析してもある規則に従って行えばほぼ同じ結果が得られることを基準として米国主導で決められたものであり，現場で各人が様々な工夫をすることは神経生理学の発展のためにも，睡眠医学の確立のためにも必要なことである．

【文献】

1) Rechtschaffen A, Kales A：A manual of standardized terminology, techniques and scoring system for sleep stages of human subjects. Brain Information Service/Brain Research Institute, UCLA, Los Angeles, 1968.
2) EEG arousals：scoring rules and examples：a preliminary report from the Sleep Disorders Atlas Task Force of the American Sleep Disorders Association. Sleep 15：173-184, 1992.
3) Coleman RM, Pollak CP, Weitzman ED：Periodic movements in sleep（nocturnal myoclonus）：relation to sleep disorders. Ann Neurol 8：416-421, 1980.
4) Iber C, Ancoli-Israel S, Chesson A, et al for the American

Academy of Sleep Medicine：The AASM manual for the scoring of sleep and associated events：rules, terminology and technical specifications, 1st ed, American Academy of Sleep Medicine, Westchester, 2007.
5) Gabelia D, Mitterling T, Högl B, et al：Do periodic arm movements during sleep exist in healthy subjects? A polysomnographic study. Sleep Med 15：1150-1154, 2014.

解答　5

問題 053　PSG 検査に必要な各種生体現象

標準的な睡眠ポリグラフィ(polysomnogrphy：PSG)における眼球運動図(LOC-A1 および ROC-A2)で同位相を示す 2 Hz の活動が記録された場合，考えられるのはどれか．

① 電極が外れている．
② レム睡眠に入っている．
③ 脳波が記録されている．
④ 心電図が混入している．
⑤ 眼球運動図が記録されている．

解　説　医★★★ 技★★★

・睡眠ポリグラフィ(PSG)とは

　睡眠ポリグラフィ(polysomnography：PSG)は，脳波，眼球運動およびオトガイ筋筋電図を基本とし，呼吸，心電図，酸素飽和度(SpO_2)，いびき，前脛骨筋筋電図，体位，体動，体温，食道内圧などの生体現象を同時記録することによって，終夜における睡眠深度，その経過や睡眠中の呼吸および循環の生理現象を総合的に評価する検査である[1]．PSG の標準的な検査手技と睡眠段階判定は，Rechtschaffen と Kales (1968)[2] により標準化され広く普及していたが，2007 年に作成された米国睡眠医学会 (AASM) による睡眠および随伴イベントの判定法[3]が最近では広く用いられ，2014 年にその改訂版(Version 2.1)[4] も発表されている[1]．

・本設問について

　本設問は，PSG の眼球運動図に関する問題である．標準的な PSG で眼球運動記録に用いる電極は，左外眼角から 1 cm 下方(LOC)および右外眼角から 1 cm 上方(ROC)に設置する．単極導出であり，基準電極は記録電極と同側の耳朶もし

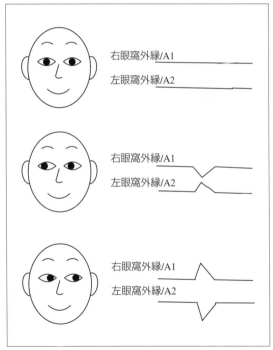

図 1　眼球運動と記録される眼球運動図
(文献 5)をもとに作成)

くは乳様突起とする．この導出法では左右の眼球運動は逆位相となり(**図 1**)[5]，アーチファク

トは同位相の波形または片方の電極のみでの波形となる．眼球の前部（角膜）は，眼球の後部（網膜）に対して陽性に荷電する．このように眼球は一定の電位差を持つため，眼球周囲の皮膚に装着した電極から眼球運動を導出することが可能となる[5]．眼輪筋の活動電位を見ているわけではない[5]．

- 選択肢の解説

以下，選択肢ごとに説明を加える．

① ×　電極が外れたことによるアーチファクトは，高振幅で不規則な波形になることが多い．同位相の2 Hzの活動が記録されるとは考えにくい．

② ×　レム睡眠においては急速眼球運動がみられる．そのため，2 Hzの活動が出現することは考えにくい．

③ ○，④ ×，⑤ ×　上述のように，標準的なPSGでは，LOC-A1およびROC-A2の活動は逆位相を示す．そのため，同位相の2 Hzの活動は眼球運動ではない．また，心電図の混入も2 Hzの活動という点から考えにくい．脳波であれば同位相で矛盾はない．

【文献】
1) 野田明子，宮田聖子：PSGの準備・手順・較正．日本睡眠学会（編）．改訂版 臨床睡眠検査マニュアル．ライフ・サイエンス，東京，19-27，2015．
2) Rechtschaffen A, Kales A：A manual of standardized terminology, techniques and scoring system for sleep stages of human subjects. Public Health Service, US Government Printing Office, Washington DC, 1968.
3) Iber C, Ancoli-Israel S, Chesson AL, et al：The AASM manual for the scoring of sleep and associated events：rules, terminology and technical specifications. American Academy of Sleep Medicine, Westchester, 2007.
4) Berry RB, Brooks R, Gamaldo CE, et al：The AASM manual for the scoring of sleep and associated events：rules, terminology and technical specifications, version 2.1. American Academy of Sleep Medicine, Darien, IL, 2014.
5) 野沢胤美：睡眠ポリグラフィ．日本臨床神経生理学会認定委員会（編）．モノグラフ 臨床脳波を基礎から学ぶ人のために．日本臨床神経生理学会，東京，81-89，2008．

解答　3

問題054　簡易型無呼吸モニタ検査

簡易型無呼吸モニタ検査で測定できないのはどれか．
① 体位
② 睡眠時間
③ 無呼吸の数
④ 動脈血酸素飽和度
⑤ 脈拍数（あるいは心拍数）

解　説　　㊄★★★㊓★★★

・**簡易型無呼吸モニタ検査はPSGではない**

　簡易型無呼吸モニタ検査がどういう検査のことを指すかが理解できていれば，容易な問題であるが，日本では，用いる機器について一定の基準がないこと，診療報酬点数表の中では，本来の睡眠検査のゴールドスタンダードとして用いられる睡眠ポリグラフ検査（polysomnography：PSG）と簡易型無呼吸モニタ検査とを区別しないまま，「D237 終夜睡眠ポリグラフィー」として分類しているため，実際に検査に携わった経験がないとわかりづらいかもしれない．

・**簡易型無呼吸モニタ検査では測定できないもの**

　歴史的には，睡眠検査のゴールドスタンダードとしては，PSGが用いられ，その実施方法や結果の解析については標準化されているが，日本においては臨床現場で十分に浸透せず，睡眠時無呼吸症候群（sleep apnea syndrome：SAS）を診断するために簡略化した検査として種々の簡易型無呼吸モニタ機器が市販されてきた（**表1**）．これらの機器には脳波，眼球運動，オトガイ筋筋活動を記録する機能がないことを知っていれば，目覚めているか眠っているかが判定できない，すなわち睡眠時間がわからないという結論に達することができる．

・**HSATの定義**

　なお，簡易型無呼吸モニタ検査は，米国睡眠医学会においては，home sleep apnea testing（HSAT）（同義語としてout of the center testingもしくはout of center sleep testing：OCST）という用語の下，**表2**のように定義されているが（和訳は筆者による），その中で「睡眠段階が決定できない（覚醒も段階Wとして睡眠段階決定の作業の中に含まれる）」「睡眠時間を決めることができない」と明言されている．また，"The AASM Manual for the Scoring of Sleep and Associated Events：Rules, Terminology and Technical Specifications"においても2015年7月発行のversion 2.2よりHSATにて記録するべきパラメータや算出する数値についてルールが定められている．ただし，HSATとしてどういったパラメータが必須であるか，あるいはどの機器がより信頼度が高いかについては，種々のテクノロジーが開発されるに連れ，今後も変わっていく可能性はある．

・**HSATを使用する際の注意点**

　この検査について当学会会員として知っておくべきことは，米国の立場は，HSATをPSG結果から標準的な方法で解析した場合に算出される無呼吸・低呼吸指数（apnea hypopnea index：AHI，総イベント数を睡眠時間で割ったもの）と，HSATで記録・解析した場合に算出される無呼吸・低呼吸数（respiratory event index：REI，総イベント数を記録時間で割ったもの）とができるだけ合致するパラメータや計測条件は何か，またどういう患者に適応すればよいかを絶えず探索し，HSATをSASの診断に使っていくために，quality controlが厳しくなされているということである．一方，日本では，開業医や産業医が簡便に使ってSASらしき人を見つけるための検査としての意味合いが濃く，睡眠時間や睡眠段階が不明のままで起こり得る偽陽性，偽陰性の問題が理解されていないのが実情である．臨床神経生理学としての知識をもとに，

表1 日本で市販されている簡易型無呼吸モニタ機器

商品名		サイモン	アプノモニタmini	SAS-2200	スマートウォッチ PMP-300E	スマートウォッチ PMP-300EX	ウォッチパッド	LS-120
販売元(五十音順)		小池メディカル	チェスト	帝人	パシフィックメディコ	パシフィックメディコ	フィリップス・レスピロニクス	フクダライフテック
製造		TR&K	チェスト	日本光電	パシフィックメディコ	パシフィックメディコ	イタマーメディカル	フクダ電子
外観			2018年7月現在販売終了					
サイズ		83×52×30 mm	88×58×19 mm	78×26×54 mm	91×32×54 mm	91×32×54 mm	80×50×20 mm	62×19×46 mm
重量		75 g	90 g	100 g	85 g	85 g	76 g	70 g
記録可・不可のパラメータと方法	鼻および口からの気流	圧力センサ	サーミスタ	圧力センサ サーミスタ(オプション)	圧力センサ	圧力センサ	なし(鼻カニューラを使用せずに指先の血流量から無呼吸の識別が可)	圧力センサ
	いびき音	圧力センサ	マイクロフォン	圧力センサ	圧力センサ	圧力センサ	マイクロフォン	圧力センサ
	呼吸努力	記録できない	記録できない	あり	あり	あり	記録できない	あり
	SpO₂及び脈拍数	フィンガープローブを使用したパルスオキシメータを内蔵	フィンガープローブを使用したパルスオキシメータを内蔵	フィンガープローブを使用したパルスオキシメータを内蔵	フィンガープローブを使用したパルスオキシメータを内蔵	フィンガープローブを使用したパルスオキシメータを内蔵	フィンガープローブを使用したパルスオキシメータを内蔵	フィンガープローブを使用したパルスオキシメータを内蔵
	体位センサー	あり	あり	あり	あり	あり	あり	あり
	睡眠時間	算出不能	算出不能	算出不能	算出不能	算出不能	内蔵アクチグラフより推測時間を算出	算出不能

表2　home sleep apnea testing/out of the center testing
　　　在宅睡眠時無呼吸検査/睡眠センター外検査

The use of unattended diagnostic studies to assess for obstructive sleep apnea without the determination of sleep stage. The term specifies the condition being assessed (i. e., sleep apnea) by current technology without implying that sleep quality, staging or time are determined. The AASM recognizes that not all such studies are performed at home; however, "home" is included in the term because that is where the vast majority of patients undergo these tests. HSAT is acceptable on second use within a document, after the abbreviation has been previously defined.

睡眠段階を決めないまま，閉塞性睡眠時無呼吸を評価するために監視なしで行われる診断検査である．この用語は現在の技法によって評価される状態（すなわち睡眠時無呼吸）を規定しており，その際，睡眠の質や睡眠段階あるいは睡眠時間を決めることができないことを必然的に意味している．米国睡眠医学会は，こういった検査がすべて自宅で行われるものではないと認識しているが，大多数の患者は検査を受ける場所が自宅であるという理由で，「在宅」という言葉が含まれている．略語として定義が行われた場合，同じ文書内でその後から2回目よりHSATを用いることは認められる．

（文献1)より，筆者和訳）

HSATのよりよい活用法が確立されていくことが望まれる．

【文献】
1) American Academy of Sleep Medicine：AASM Style Guide for Sleep Medicine Terminology　http://www.aasmnet.org/library/default.aspx?id=15（参照 2017-03-26）

【参考文献】
・Berry RB, Brooks R, Gamaldo CE, et al for the American Academy of Sleep Medicine：The AASM Manual for the Scoring of Sleep and Associated Events：Rules, Terminology and Technical Specifications. Version 2.4. Darien, IL, 2017.
・Collop NA, Tracy SL, Kapur V, et al. Obstructive sleep apnea devices for out-of-center(OOC) testing：technology evaluation. J Clin Sleep Med 7：531-548, 2011.

解答　**2**

問題 055　各種睡眠障害の PSG の特徴

レム睡眠時の特徴で**誤り**はどれか．
① 急速眼球運動
② 鋸歯状波（saw-tooth waves）
③ 高振幅徐波
④ 不規則な呼吸運動曲線
⑤ オトガイ筋表面筋電図振幅の低下

解　説　医★★★ 技★★★

- **睡眠段階の分類**

　睡眠中の生理機能は睡眠深度に応じて周期的に変化することが知られており，いくつかの睡眠段階に分けることができる．まずノンレム睡眠とレム睡眠に大別する．ノンレム睡眠はさらに4つの睡眠段階に細分類される（stage 1〜4，**表1**）．これらの睡眠段階は睡眠ポリグラフィ（polysomnography：PSG）によって判定する．PSGでは脳波，眼球運動，筋電図（オトガイ筋），心電図，呼吸（口鼻気流，胸腹部呼吸運動）を観察する．

- **レム睡眠時の生理学的特徴**

　レム睡眠では，急速眼球運動（rapid eye movements：REMs）が出現し，抗重力筋の筋緊張が著しく低下する．また，心拍，呼吸は不整となる．このとき脳波では，様々な周波数の波形が比較的低振幅で出現し，stage 1 に類似したパターンを呈する．また，前頭部から中心部にノコギリの刃に似た形状の鋭いθ帯域付近の律動波がみられることがあり，鋸歯状波（saw-tooth waves）とよばれる．

- **レム睡眠時の脳波**

　本問題ではレム睡眠時のPSG所見に合致し

表1　睡眠段階におけるポリグラフィ所見

睡眠段階	睡眠ポリグラフィ検査所見
Stage 1	α波が減少し，θ波主体の低振幅パターン 頭蓋頂鋭波（vertex sharp wave）
Stage 2	睡眠紡錘波（sleep spindle）
Stage 3	高振幅δ波 20〜50%
Stage 4	高振幅δ波 50%以上
Stage REM	Stage 1 に類似した低振幅パターン 鋸歯状波（saw-tooth waves） 急速眼球運動（REMs） オトガイ筋表面筋電図振幅低下 心拍・呼吸の不整

ないものが問われている．レム睡眠の脳波は低振幅パターンである．選択肢③「高振幅徐波」はノンレム睡眠（Stage 3 および 4）に特徴的であり，レム睡眠時の脳波所見に一致しない．したがって正解は③「高振幅徐波」である．

【参考文献】
- 大熊輝雄，松岡洋夫，上埜高志，他：臨床脳波学 第6版．医学書院，東京，134-141，2016．

解答　3

問題 056　各種睡眠障害の PSG の特徴

下肢静止不能症候群（restless legs syndrome）の PSG で出現しうる所見はどれか．2 つ選べ．
① レム睡眠の増加
② 入眠時の急速眼球運動
③ 前頭部に限局する棘徐波
④ 覚醒時の下肢不随意運動
⑤ 睡眠時の周期性四肢運動（periodic limb movement of sleep）

解説　医★★☆ 技★★★

「日本臨床神経生理学会用語集 2015」には下肢静止不能症候群と記載されている．また，むずむず脚症候群あるいはレストレスレッグズ症候群とも記載されている．近年は，むずむず脚症候群やレストレスレッグズ症候群とよばれることが多い．ここではレストレスレッグズ症候群（restless legs syndrome：RLS）で統一する．

・レストレスレッグズ症候群の有病率

日本での有病率はおおむね 4% と報告されている[1]．また，女性のほうが男性より 1.5〜2 倍多いという報告が多い．一方欧米での有病率は 4〜15% と報告されている[2]．

・レストレスレッグズ症候群の病態

RLS の病態生理で現在考えられているものは，ドパミン，鉄，遺伝因子が主因である．二次性の RLS では腎不全，鉄欠乏，妊娠の頻度が高い．脊髄症，糖尿病，末梢神経障害，Parkinson 病との関連もみられる．飲酒・喫煙・カフェイン飲料の過剰摂取は増悪因子とされる．しかし，いまだ RLS の病態生理は十分に解明されていないのが現状である．RLS の症状の多くは入眠困難や中途覚醒であり，睡眠の量と質を低下させる．

・レストレスレッグズ症候群の計測法

RLS では睡眠中あるいは覚醒時に四肢の周期的な不随意運動である周期性四肢運動（periodic limb movement：PLM）が高頻度にみられる．睡眠時の周期性四肢運動（periodic limb movement of sleep：PLMS）は，終夜睡眠ポリグラフィ（polysomnography：PSG）の下肢表面筋電図において確認することができる．

表1　RLS の診断基準

1. 脚を動かしたいという強い欲求が存在し，また通常その欲求が不快な下肢の異常感覚に伴って生じる．
2. 静かに横になったり座ったりしている状態で出現，増悪する．
3. 歩いたり下肢を伸ばすなどの運動によって改善する．
4. 日中より夕方・夜間に増強する．

・周期性四肢運動とミオクローヌスてんかんとの鑑別

覚醒時を含む周期性四肢運動（periodic limb movements：PLMs）はミオクローヌスてんかんとの鑑別が重要である．ミオクローヌスてんかんは PLMs のような周期性はなく，脳波で異常運動に一致してんかん性異常波がみられる．てんかん性異常波が不明瞭な場合には，Jerk locked back averaging 法によって確認することもある[3]．一方，PLMs はてんかん性の異常波はみられない．

・レストレスレッグズ症候群の診断基準

RLS の診断基準を表1に示す[4]．

RLS では睡眠中あるいは覚醒時に四肢の周期的な不随意運動である周期性四肢運動が多くみられるため，④と⑤が正解である．

【文献】
1) Nomura T, Inoue Y, Kusumi M, et al：E mail-based epidemiological surveys on restless legs syndrome in Japan. Sleep Biol Rhythm 6：139-145, 2008.
2) Ekbom K, Ulfberg J：Restless legs syndrome. J Intern Med 266：419-431, 2009.
3) Shibasaki H, Kuroiwa Y：Electroencephalographic correlates of myoclonus. Electroencephalogr Clin Neurophysiol 39：455-463, 1975.

4) Allen BP, Picchietti D, Hening WA, et al：Restless legs syndrome：diagnostic criteria, special considerations, and epidemiology. A report from the restless legs syndrome diagnosis and epidemiology workshop at the National Institutes of Health. Sleep Med 4：101-119, 2003.

解答　4, 5

問題057　睡眠潜時反復検査(MSLT)と覚醒維持検査(MWT)

睡眠反復検査(MSLT)について正しいのはどれか．
① 前夜にPSGを実施する．
② PSG終了後，1時間以内にセッションを開始する．
③ カフェインを積極的に摂取する．
④ 検査と検査の間に体操を取り入れる．
⑤ 検査と検査の間に高照度光を浴びる．

解説　医★★★技★★★

睡眠反復検査(multiple sleep latency test：MSLT)は睡眠ポリグラフ検査(polysomnography：PSG)を用いて昼間の眠気を客観的に評価する手法である．MSLTは2時間間隔で行われる4～5回の睡眠検査よりなり，外界からの覚醒因子を除いたうえで，眠りにつく能力・眠りやすさ・入眠時レム期の出現回数を評価する．よって眠気に影響する因子を管理した状態で検査が行われる．

・**MSLT前夜の睡眠状態の確認**

MSLTはPSGに引き続き行い，PSGでMSLT前夜の総睡眠時間が6時間以上であることを確認する．総睡眠時間が6時間未満の場合には検査成績の信頼性は低下する．また，MSLTはPSG終了後1.5～3時間の間に最初のセッションを開始する[1]．

・**検査条件の標準化**

正確な検査結果を得るためには，検査条件の標準化が重要であり，検査を行っている間は検査室を暗く静かにする．中枢神経刺激薬，その他の向精神薬など眠気に影響を及ぼす可能性のある薬剤は検査の2週間以上前から中止する．検査当日は覚醒効果のあるカフェイン含有物の摂取を禁止し，喫煙は少なくとも各検査の30分前には中止しなければならない．また太陽光などの高照度光の曝露は避けなければならない．朝食は1回目の検査の1時間以上前に終了させ，昼食はいずれかの回の検査終了直後にとらせる．検査当日は過度の運動を禁止し，その他覚醒度を上げるような行為は各検査の15分前にはやめなければならない[2]．

・**検査時の注意点**

各検査時は被検者に「静かに横になってください，楽な姿勢をとってください，目を閉じて眠ろうとしてください」などの指示を与え，眠る努力を促す．検査と検査の間は被検者にベッドから出て眠らないように努めてもらう．通常は検査者が連続的に監視する必要がある[2]．

・**結果の判断について**

MSLTのみでは健常者と眠気が強い者とを必ずしも区別できないこともあり，単独で用いて臨床的な診断や安全性の判断を行わないことが大切である[2]．

【文献】
1) 日本睡眠学会：日本睡眠学会ナルコレプシーの診断・治療ガイドライン．2010．jssr.jp/data/guidline.html(参照 2018-07-04)
2) 日本睡眠学会(編)：改訂版　臨床睡眠検査マニュアル，ライフ・サイエンス，東京，70-74，2015．

解答　1

問題 058　記録法（記録時間，高感度記録，電極間距離，雑音レベルなど）

成人の脳死判定における脳波検査について正しいのはどれか．2 つ選べ．

① 時定数は 0.3 秒とする．
② 電極間距離は 5 cm 以上が望ましい．
③ 高域遮断フィルターは 30 Hz（－3 dB）以上とする．
④ 各電極の電極接触抵抗の差は 10 kΩ 以下が望ましい．
⑤ 電気的脳無活動（ECI）は 5 μVp-p 以上の脳波活動がみられない状態である．

解説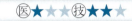

以下，選択肢ごとに説明を加える．
①時定数は 0.3～0.4 秒であることが望ましい[1]．電気的脳無活動（electrocerebral inactivity：ECI）の診断には 1 Hz 以下の低域遮断（＝高域通過）フィルターで十分であるとされている[2]．
②双極導出では，電極間距離が増大すると，一定の距離までは記録される電位の振幅が大きくなるが，距離が短いと，十分な振幅が得られない[3]．平坦脳波の確認のために十分な電位を記録するには，電極間にある程度の距離が必要で，米国では 10 cm[2]，わが国では 7 cm 以上にすることが望ましいとされている[1]．
③低域通過（＝高域遮断）フィルターは 30 Hz（－3 dB）以上であることが望ましい．脳波計に内蔵された 50 または 60 Hz のハムフィルターを用いた場合にはそのことを記載しておく[1]．
④2 つの電極間の電極間接触抵抗（インピーダンス）は 5 kΩ 以下，1 kΩ 以上でなければならない．また各電極の電極接触抵抗の差は 1.5 kΩ 以下に収まっていることが望ましい．また，各電極の接触抵抗をそれぞれ表示できる脳波計においては脳波様微小電位が記録されないよう，その電極接触抵抗はそれぞれ 2 kΩ 以下であることが望ましい[1,4]．
⑤厚生労働省の脳死判定マニュアルでは平坦脳波とは国際脳波・臨床神経生理学会連合が定めた ECI に相当するもので，脳波計の JIS1203 による測定装置に許容される内部雑音レベル（1～60 Hz の範囲で 3 μVp-p を越える雑音が 1 秒間に 1 回以上認めない）以上の脳波活動が全く認められない状態であると解釈している[4]．脳死判定における脳波記録はこの雑音と脳波活動を鑑別し得る高感度（10 μV/5 mm 以上）で行う必要がある[1]．

【文献】
1) 日本臨床神経生理学会　臨床脳波検査基準改定委員会：改定臨床脳波検査基準 2002．臨床神経生理学 31：221-242，2003．
2) American Clinical Neurophysiology Society：Guideline 3：Minimum technical standards for EEG recording in suspected cerebral death. Am J Electroneurodiagnostic Technol 46：221-229, 2006.
3) Bennett DR, Hughes JR, Korein J, et al：Atlas of Electroencephalography in Coma and Cerebral Death. Raven Press, New York, 1976.
4) 平成 22 年度厚生労働科学研究費補助金厚生労働科学特別研究事業「臓器提供施設における院内体制整備に関する研究」脳死判定基準のマニュアル化に関する研究班（研究代表者　有賀　徹）：厚生労働省法的脳死判定マニュアル（平成 22 年度版）．2011．

解答　1, 3

問題 059　記録法（記録時間，高感度記録，電極間距離，雑音レベルなど）

法的脳死判定の際の脳波記録に関して正しいのはどれか．2つ選べ．

① 時定数は 0.1 秒とする．
② 無呼吸テストの前に行う．
③ 標準感度の 2 倍で記録する．
④ ペーパーレスで記録してもよい．
⑤ 電極間距離は 5 cm 以上で記録する．

解説

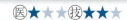

法的脳死判定の脳波記録は，平成 22 年に改訂された「法的脳死判定マニュアル」に則り行われる．

以下，選択肢ごとに説明を加える．
①時定数は 0.3 秒で記録する．
②マニュアルでは，第 1 回目，第 2 回目の脳死判定ともに，無呼吸テストは他の判定事項をすべて行ったうえで行うと記載されている．
③標準感度 10 μV/mm（またはこれよりも高い感度）に加え，高感度 2.5 μV/mm（またはこれよりも高い感度）の記録，すなわち，標準感度の 4 倍以上の記録を脳波検査中に必ず行う．
④平成 22 年のマニュアル改訂により，ペーパレスタイプ，すなわちデジタル脳波計でペーパレスで記録が可能となった．デジタル脳波計でペーパレスに記録・判読した場合も，脳死判定記録書に脳波の記録用紙（紙媒体）の添付が必要である．以下 5 点を遵守する必要がある．
ⅰ）別プリンタにより，従来のペン書き記録と同等の精度で記録時の設定条件や記録時刻がわかるように脳波波形を出力する（脳波の「記録中」に脳波記録用紙上に記録する必要がなくなった）．
ⅱ）少なくとも 600 dpi 以上の分解能を持ったプリンタが望ましい．
ⅲ）プリントアウトした脳波記録は脳波測定の連続性がわかるようにする．
ⅳ）脳波測定時とプリントアウトした波形のモンタージュや設定は同じにする（註：いいかえれば，検査後にマニュアルで推奨されているモンタージュ（電極間隔 7 cm 以上）にリフォーマットして判読することは許されておらず，マニュアルに沿った感度，フィルター設定，モンタージュにて較正脳波および環境ノイズ（手背記録）のデジタル記録（30 分以上）が必要となる）．
ⅴ）ディスプレイ画面上で ECI の判定を行ったとしても，紙に出力して記録する．（改訂マニュアルには記載されはいないが，保存時のサンプリング周波数の設定は 500 Hz 以上が推奨される）．
⑤各電極の電極間距離は 7 cm 以上（乳児では 5 cm 以上）が望ましい．

【参考文献】
・平成 22 年度厚生労働科学研究費補助金厚生労働科学特別研究事業「臓器提供施設における院内体制整備に関する研究」脳死判定基準のマニュアル化に関する研究班（研究代表者　有賀　徹）：法的脳死判定マニュアル．2011．
・日本臨床神経生理学会（編）：デジタル脳波の記録・判読の手引き．診断と治療社，東京，2015．

解答　2, 4

問題 060　脳死判定基準

小児脳死脳波の判定基準で誤りはどれか．

① 4導出(8電極)以上を使用する．
② 乳児の電極間距離は5 cm以上とする．
③ 6歳以下は12時間の間隔を開けて再評価する．
④ 電極間抵抗は100Ω以上，10 kΩ以下とする．
⑤ 感度は50 μV/25 mm，測定時間は30分以上とする．

解説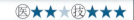

小児脳死判定脳波(生後12週から6歳未満)の判定基準は成人のそれを基本とし，頭囲の小さいところ，脳波記録間隔で不可逆性の要件を考慮されている．導出は，成人，小児ともに最低4誘導の同時記録で単極および双極で記録する．電極間距離は成人，1歳以上で7 cm以上の間隔を開けるが，1歳以下では頭囲が小さく困難なので5 cm以上とやや間隔を減じてもよいことになっている．脳波検査の間隔は成人では6時間以上であるが，6歳未満ではより不可逆性を立証するために24時間以上の間隔を開ける．電極間抵抗はアーチファクトが入りにくい100Ω以上，10 kΩ以下と設定され，感度は通常の10 μV/mmに加え50 μV/25 mmの高感度の記録を必ず行い，測定時間は連続30分以上と決められている．

よって③の基準は12時間ではなく24時間であり，誤りとなり正解は③である．

【参考文献】
・竹下　浩，加藤浩子：小児脳死判定の補助検査．竹下　浩，竹内一夫，加藤浩子(監)．脳死判定基準—とくに小児の脳死について—．真興貿易(株)医書出版部，東京，70-79，2009．

解答　**3**

問題 061　SEP，AEP（ABRを含む），VEP，ERP検査法

健常者の正中神経刺激体性感覚誘発電位（SEP）波形を示す．ただし，EPi：刺激同側Erb点，NC：非頭部基準電極（刺激対側肩），C6S：第6頸椎棘突起，CPc：刺激対側中心-頭頂野
矢印の成分の起源はどれか．

① 頸髄後索
② 頸髄後角
③ 内側毛帯
④ 視床
⑤ 中心後回

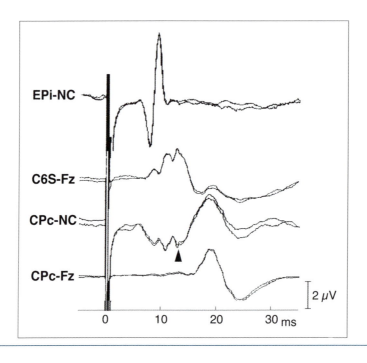

解　説　　医★★★技★★☆

　上肢SEPのgeneratorについての問題で，波形を読めることが要求される．図1を参照していただきたい（図1-a 太枠四角）．問題の矢印成分は，CPc-NC誘導，すなわち頭皮上電極を非頭部基準電極に結んだ誘導で記録される遠隔電場電位（far-field potential）の第3成分である．この遠隔電場電位はP9，P11，P13/14の3つの成分からなる．ほぼ同じ潜時に出現する成分に，問題の図で一つ上のC6S-Fz誘導で記録されるN13'成分（図1-a 細枠四角）がある．これはいわゆるN13として広く使われていた成分だが，

Desmedtらがこの成分は，頭皮上電極を非頭部基準電極に結ぶと記録される脳幹の内側毛帯由来のP14（ここでいうP13/14）と，後頸部電極を非頭部基準電極に結ぶと記録される頸髄下部後角のシナプス後電位由来のN13（IcN13；図1-a 細枠四角）という，全く発生源が異なる2つの電位を足し合わせたものであるとして，その使用を強く批判した[1]．
　これはおおむねあってはいるが，C6S-Fz誘導でのN13'も起源をわかっていて利用する分には使っていけないというほどではない．P13/14の起源についても，内側毛帯以外に，楔状束核，大後頭孔（特にそこでの容積導体の大きさ

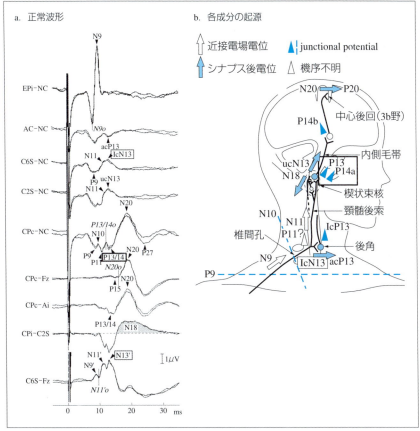

図1 正中神経刺激 SEP の各成分とその起源
（文献2）より改変）

の変化に伴う junctional potential)，頸髄上部後索など様々な説が提唱されたが，今日では内側毛帯の伝導開始に伴う junctional potential であるという説が有力である（**図 1-b** 太枠四角）[2]．

したがって，問題の正解は，③内側毛帯である．その他の成分の起源については，**図 1-b** を参照していただきたい．

【文献】
1) Desmedt JE, Cheron G：Prevertebral（oesophageal） recording of subcortical somatosensory evoked potentials in man：the spinal P13 component and the dual nature of the spinal generators. Electroencephalogr Clin Neurophysiol 52：257-275, 1981.
2) 園生雅弘：体性感覚誘発電位（SEP）：基礎．日本臨床神経生理学会認定委員会（編）：モノグラフ 脳機能計測法を基礎から学ぶ人のために．日本臨床神経生理学会，東京，9-18, 2013.

解答　3

問題 062　SEP，AEP（ABRを含む），VEP，ERP検査法

聴性脳幹反応（ABR）が有用な脳外科手術はどれか．2つ選べ．
① 聴神経腫瘍
② 脳室内腫瘍
③ 下垂体腫瘍
④ 延髄髄内腫瘍
⑤ 片側顔面けいれん

解説　医★★☆ 技★★★

聴覚誘発電位は音刺激により発生する誘発電位で潜時により短潜時成分（～10 ms），中潜時成分，長潜時成分に分かれる．なかでも短潜時成分を聴性脳幹反応（auditory brainstem response：ABR）とよび，内耳から脳幹部聴覚路由来の遠隔電場電位を頭皮から記録したものである．各頂点の発生源としてはⅠ波：蝸牛神経（聴神経），Ⅱ波：蝸牛神経核（橋延髄接合部），Ⅲ波：上オリーブ核（橋下部），Ⅳ波：外側毛帯核（橋上部），Ⅴ波：下丘（中脳），Ⅵ波：内側膝状体（視床），Ⅶ波：聴放線（視床〜皮質）と考えられている．

脳外科手術では術中操作による聴神経の損傷を避けるために，術中ABRを用いて，Ⅰ－Ⅴ波の潜時の延長やⅤ波の振幅低下に着目したモニタリングを行う．

以下，選択肢ごとに説明を追加する．
①聴神経腫瘍の多くは前庭神経から発生し，術前に聴力が低下している症例が多いが，聴力残存例ではABRを用いた摘出術が行われる．
②脳室内腫瘍へのアプローチはテント上から行うのでABRの適応ではない．
③下垂体腫瘍は，主に経鼻的に手術が行われ，ABRの適応ではない．
④延髄髄内腫瘍の際には延髄機能のモニタリングが必要なため，運動誘発電位（motor evoked potential：MEP）や体性感覚誘発電位（somatosensory evoked potential：SEP）が行われる．延髄そのもの損傷に対してABRは有効ではない．
⑤片側顔面けいれんの手術は，顔面神経入口部を圧迫している血管を剥離して転位する手術である．聴神経と顔面神経はほぼ重なって走行しているため，聴神経への手術侵襲を防ぐためにABRは必須のモニタリングである．

【参考文献】
・久保田稔：聴性脳幹反応検査の実際．松浦雅人（編）．臨床神経生理検査の実際．新興医学出版社，東京，184-189，2007．

解答　1, 5

問題063　SEP，AEP（ABRを含む），VEP，ERP検査法

頸髄の横断面である．体性感覚誘発電位の伝導路はどこか．

① A
② B
③ C
④ D
⑤ E

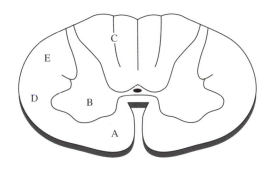

解説　医★★☆技★★★

　頸髄の腹側・背側がどちらかにまず注目する．脊髄腹側（前方）には縦に走る深い溝（anterior median fissure：前正中裂）があり，これによって頸髄の腹側面がわかる（図1）．または中央に位置する灰白質の形状からも腹側か背側かが判断できる[1]．感覚神経を電気刺激すると，インパルスは脊髄内に入り，主に後索-内側毛帯を上行し，中心後回3b野へと伝導され体性感覚誘発電位（somatosensory evoked potential：SEP）の波形が記録される[2]．したがって頸髄レベルでは解剖学的にSEPの伝導路である後索の位置はCであり，これが正解となる．

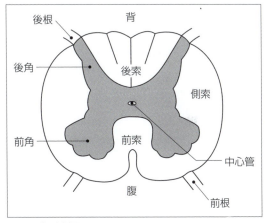

図1　脊髄断面図

【文献】
1) Bähr M, Frotscher M, Duus P（著），花北順哉（訳）：神経局在診断―その解剖，生理，臨床―．第5版，文光堂，東京，2010．
2) 園生雅弘：体性感覚誘発電位（SEP）の基礎．日本臨床神経生理学会認定委員会（編），モノグラフ　脳機能計測法を基礎から学ぶ人のために．9-18, 2013．

解答　3

問題 064　SEP，AEP(ABRを含む)，VEP，ERP検査法

誘発電位検査のうち奇異性頭皮上分布(paradoxical lateralization)が生じる検査はどれか．2つ選べ．

① 上肢SEP
② 下肢SEP
③ ABR
④ VEP
⑤ MEP

解説　医★★★技★★☆

　誘発電位では奇異性頭皮上分布が観察される検査がある．奇異性頭皮上分布とは，通常刺激対側に生じる反応の最大が刺激同側に広がることを指す．

　奇異性頭皮上分布が生じるかどうかは発生源の位置によるとされている．大脳皮質の大部分は外側に広がっており，通常刺激対側の発生源付近を中心に広がりが観察される(図1-a)．

　一方，発生源が正中矢状面内側に入り込んだ部位にあると，皮質表面が直上の頭皮方向を向かないことになる(図1-b：矢印の位置と方向に注目)．このため頂点の最大が刺激と同側に生じる状況が生じ，これが奇異性頭皮上分布とよばれている．

　誘発電位の皮質成分のうち下肢SEPは一次感覚野の足の領域で正中部内側に位置し，VEPの発生源も一次視覚野とされ，正中部内側に位置しているため，上記奇異性頭皮上分布を生じる．

　一方，上肢SEPの皮質成分N20は手の一次感覚野が外側に位置するため，通常の頭皮上分布をとる．なおABRは脳幹由来成分であり，頭皮上では遠隔電場電位として広く分布し，MEPは筋電図を記録するため頭皮上電位分布は関係がない．

解答　2, 4

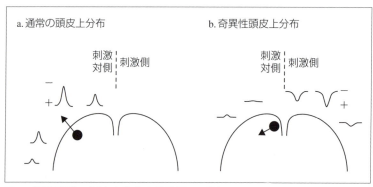

図1　誘発電位の頭皮上分布と発生源の関係
a：発生源が外側に広がる皮質領域．b：発生源が内側に入り込む皮質領域．矢印は発生源から皮質表面に向かう陰性波の方向を示す．矢印の方向にある電極が最も振り幅が高くなる．

問題065　SEP, AEP(ABRを含む), VEP, ERP検査法

誘発電位について**誤り**はどれか.
① 聴性脳幹反応(ABR)の第Ⅰ波は蝸牛神経由来である.
② 聴性脳幹反応(ABR)は10ms以降に7つの波が出現する.
③ 体性感覚誘発電位(SEP)の刺激電極は遠位側が陽性である.
④ 視覚誘発電位(VEP)で刺激コントラスト低下により初期成分の振幅は低下する.
⑤ 視覚誘発電位(VEP)で右側半視野を刺激すると右後頭部優位にP100が出現する.

解　説　医★★★　技★★★

- **聴性脳幹反応(ABR)の陽性頂点とその起源**

①，②の聴性脳幹反応(auditory brainstem response：ABR)は音刺激を呈示した際に頭皮上で記録できる聴覚誘発電位の一種であり，クリック音刺激の呈示後10ms以内に生じる聴覚上行路を由来とする遠隔電場電位である．通常は，刺激呈示時点に合わせて1,000～2,000回の加算平均を施すことで，7つのピークを持つ波が出現する(図1)[1]．したがって，「10ms以降」とする②の記述が誤りである．ABRはそれぞれ

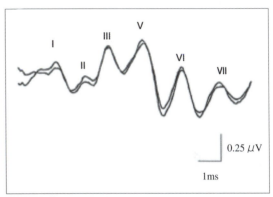

図1　成人のABR波形
80 dBHLでクリック音刺激呈示時におけるABR波形の例．フィルターは30～1,500Hz．この例ではⅣ波はⅤ波に重なっている．(文献1)より改変)

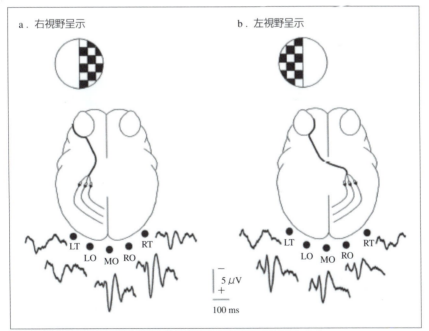

図2　半側視野でのパターン反転VEP
半側視野に刺激を呈示すると同側優位に明瞭な波形が観察できる．たとえば，図2-aをみると，右視野呈示のパターンであるが，同側の右半球の波形(RO)が明瞭であるのがわかる．(文献2)より)

のピークに起源を持ち，Ⅰ波は蝸牛神経，Ⅱ波は蝸牛神経核，Ⅲ波は上オリーブ核，Ⅳ波は外側毛帯，Ⅴ波は下丘と考えられている．Ⅵ波以降の起源は明確でないが，Ⅵ波は内側膝状体，Ⅶ波は聴放射の起源ではないかと推定されている．実際のABR波形では，Ⅳ波がⅤ波に重畳する傾向があり，Ⅵ波以降は記録されないこともある．このようにⅤ波までは起源がはっきりしており，とりわけⅠ，Ⅲ，Ⅴ波は安定して記録できるため，聴覚機能や脳幹機能の評価に用いられる．

- **体性感覚誘発電位（SEP）の刺激電極**

③の体性感覚誘発電位（somatosensory evoked potential：SEP）では，運動神経伝導検査用のサドル電極を用い，遠位側を陽性，近位側を陰性として正中神経の電気刺激を行う．

- **視覚誘発電位（VEP）の初期成分**

④，⑤の視覚誘発電位（visual evoked potential：VEP）では，フラッシュ刺激やパターン反転刺激を用いるが，パターン反転刺激の場合にその初期成分は刺激の視野，輝度，コントラスト，チェックサイズなどのパラメータによって影響を受ける．たとえば，刺激のコントラストの低下により，初期成分の振幅は小さくなる．

半側視野でパターン反転刺激を行うと，刺激視野と同側の後頭部において優勢なP100成分を認めることができる（図2）[2]．たとえば，右視野への刺激では対側の左半球に投射されるはずであるが，ヒトの視覚野は後頭部の内側部にあり，そこで生じる電流双極子の向きによって同側の右半球で優勢なP100成分が出現する．このような現象は"奇異性頭皮上分布（paradoxical lateralization）"とよばれている．

【文献】
1) 加我君孝：ABRの基礎―発見より40周年を迎え新たな展開―．臨床神経生理学 36：265-278，2008．
2) 後藤純信，飛松省三：視覚誘発電位（VEPs）：基礎．臨床神経生理学 36：257-266，2008．

【参考文献】
- 飛松省三：ここが知りたい！臨床神経生理．中外医学社，東京，2016．

解答　2

問題 066　各種誘発電位波形の臨床的意義

視覚系で**誤り**はどれか．
① 右視野の物体は網膜の左半分に像を結ぶ．
② 視覚信号は内側膝状体でニューロンを乗り換える．
③ 網膜の杆体細胞は暗順応に関与する．
④ 網膜の錐体細胞は中心視野の受容器である．
⑤ 網膜神経節細胞の軸索である視神経は中枢神経である．

解説　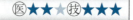

- **視覚情報処理の生理学**

視覚情報を最初に受け取る網膜の光受容体には，暗順応下で低輝度の短波長光（青色光）によく反応し中長波長光（緑色光や赤色光）に反応しにくく刺激頻度が増すと反応できない特徴を持つ杆体細胞と，中心視野の受容器で明所視下でそれぞれ青色，緑色，赤色に反応し高頻度反復刺激（刺激頻度30 Hz程度のフリッカー刺激）に反応する特性も持つ錐体細胞が存在している[1]．

光受容体で電気信号に変換された視覚情報は，網膜内層にある網膜神経節細胞に伝達される．その情報は，網膜神経節細胞の軸索である

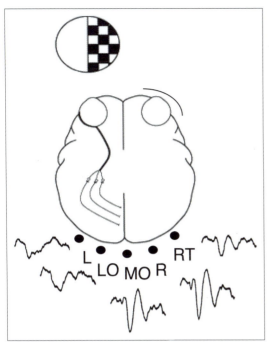

図1 奇異性頭皮上分布の例
（文献3)より）

視神経を通って視床の外側膝状体でニューロンを変えて後頭葉の一次視覚野へと伝達されていくが，色覚と形態視を処理する網膜→外側膝状体（LGN)→1次視覚野（V1)→2次視覚野（V2)→腹側3次視覚野（V3v)→4次視覚野（V4)→下側頭葉に行く小細胞系（腹側路）と，運動視と立体視に重要な網膜→LGN→V1→V2→3次背側視覚野（V3d)→5次視覚野（V5)→頭頂葉に行く大細胞系（背側路）で並列的に伝達処理されることがわかっている[1,2]．

・VEPの基礎と臨床応用

網膜神経節細胞の軸索である視神経は，解剖学的に図1[3]のごとく外側網膜由来の視神経が視交叉でほとんどの線維が交叉せず，内側網膜由来の視神経が視交叉で交叉するため，視索より中枢側で障害されると障害側と反対側の視野欠損（同名半盲）をきたす．一方，白―黒格子縞反転刺激を用いて半側視野の視覚誘発電位（visual evoked potential：VEP）を記録すると，MOから刺激と同側後頭側頭部にかけてN75，P100，N145が出現し，刺激視野と反対側の後頭側頭部にかけては極性が逆転した振幅の低い三相波を認めることが多い．この現象は，奇異性頭皮上分布（paradoxical lateralization）といわれ（図1[3]参照），前記の解剖学的視神経の走行と相反する結果のように思われるが，ヒトの視覚野の黄斑部に対応する部位が解剖学的に後頭葉内側面にあり，そこで生じた電流双極子の方向が刺激と同側後頭部に向くことが原因でこのような反応が得られることが脳磁計を用いた視覚誘発磁場（visual evoked field：VEF）の結果からわかっている．また，時に認められる刺激と反対側の反応は，黄斑周辺部に対応する皮質で生じた反応と考えられている[3,4]．中枢神経の脱髄疾患である多発性硬化症では，多くの症例で球後視神経炎を起こすことが知られており，視機能評価の手段としてVEPが臨床応用されている．

以上の内容を理解しておけば，本問題の解答として②の内側膝状体が誤りで，正しくは外側膝状体であることがわかる．ちなみに，内側膝状体では聴覚信号がニューロンを乗り換える．

【文献】
1) Regan D：Human brain electrophysiology. Evoked potentials and evoked magnetic fields in science and medicine. Elsevier, New York, 1989.
2) Livingstone MS, Hubel DE：Segregation of form, color, movement, and depth：anatomy, physiology, and perception. Science 240：740-749, 1988.
3) 後藤純信，飛松省三：視覚誘発電位（VEP)：基礎．臨床神経生理学 36：257-266，2008.
4) 飛松省三：早わかり誘発電位（2）―視覚誘発電位と聴覚脳幹誘発電位―．臨床脳波 47：638-648, 2005.

解答　2

問題067　fMRIの原理

機能的MRI（fMRI）について**誤り**はどれか．

① 脳波より時間分解能が低い．
② 脳磁図（MEG）より時間分解能が低い．
③ ポジトロン断層法（PET）より侵襲性が低い．
④ 近赤外線分光法（NIRS）より体動の影響を受けやすい．
⑤ 単一光子放射型コンピュータ断層撮影法（SPECT）より侵襲性が高い．

解説　医★★★技★★★

機能的ニューロイメージングにおける個々の技法の時間解像度・空間解像度・侵襲性などの特徴[1〜5]を問う問題である．それぞれの技法の長所・短所を理解したうえで適応を検討することになる．図1に示すようにfMRIは時間・空間解像度や侵襲性においても利点の多い検査法といえる．

以下，個々の選択肢について解説する．

① ◯　脳波の時間解像度はmsレベルであるが，fMRIは現時点での実用レベルでは$1〜1^{-1}$sレベルである[1,4,5]．

② ◯　脳磁図（magnetoencephalogram：MEG）の時間解像度はmsレベルである．

③ ◯　fMRIは高磁場に曝される以外には侵襲性は低い[3,6]のに対し，PETは放射線医薬品をトレーサとして投与し，さらに撮像にはX線CTを用いるので，侵襲性はfMRIよりも高い[7]．

④ ◯　近赤外線分光法（near infrared spectroscopy：NIRS）は他の方法に比べ体動に強く，体動制限は少ない[8]．

⑤ ×　単一光子放射型コンピュータ断層撮影法（single photon emission computed tomography：SPECT）もPET同様，トレーサとX線CTを用いるため，侵襲性はfMRIよりも高い[7]．

【文献】
1) Cohen MS, Bookheimer SY：Localization of brain function using magnetic resonance imaging. Trends Neurosci

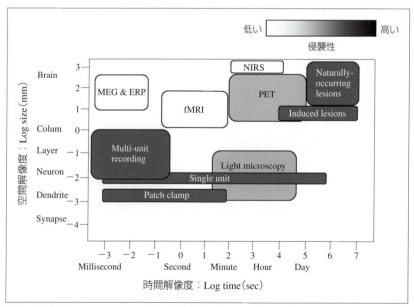

図1　機能的ニューロイメージング各技法の時間・空間解像度と侵襲性
（文献を参考に筆者作成）

17：268-277, 1994.
2) Huettel SA, Song AW, McCarthy G：Spatial and Temporal properties of fMRI. Huettel SA, Song AW, McCarthy G(eds). FUNCTIONAL Magnetic Resonance Imaging. Sinauer Associates, Massachusetts, 185-216, 2004.
3) Huettel SA, Song AW, McCarthy G：MRI safety：Effects of Static Magnetic Fields upon Human Physiology. Huettel SA, Song AW, McCarthy G(eds). FUNCTIONAL Magnetic Resonance Imaging. Sinauer Associates, Massachusetts, 39-43, 2004.
4) Mattews PM：An introductin to functional magenteic resonance imaging of the brain. Jezzard P, Mattews PM, Smith SM(eds). Functional MRI An Introduction to Methods. Oxford university press, New York, 3-34, 2001.
5) Gazzaniga MS, Ivry RB, Mangun GR：The method of cognitive neuroscience. Gazzaniga MS, Ivry RB, Mangun GR(eds). Cognitive Neuroscience. W. W. Norton & Company, New York, 96-147, 2002.
6) 小坂浩隆：検査の実際とデータの意義：fMRI. 福田正人(編). 専門医のための精神科臨床リュミエール2 精神疾患と脳画像. 中山書店, 東京, 20-33, 2008.
7) 松田博史：検査の実際とデータの意義：PET, SPECT. 福田正人(編). 専門医のための精神科臨床リュミエール2 精神疾患と脳画像. 中山書店, 東京, 34-44, 2008.
8) 滝沢　龍, 丸茂浩平, 木納　賢：検査の実際とデータの意義：NIRS. 福田正人(編). 専門医のための精神科臨床リュミエール2 精神疾患と脳画像. 中山書店, 東京, 45-55, 2008.

解答　5

問題 068　MEG の原理

脳磁図検査について**誤り**はどれか．
① 非侵襲的な検査である．
② 保険適用が認められている．
③ MRI と比較し時間的分解能に優れている．
④ 脳波と比較し空間的解像度に優れている．
⑤ 頭部表面に垂直な電流によって生じる磁場の検出に優れている．

解説

・原理と検査方法

　脳磁図検査は，脳の神経細胞の電気的活動に伴い発生する磁場を測定する検査である．地球磁場の10億分の1といわれる極めて小さい脳の磁場を計測するには，超伝導量子干渉素子（superconducting quantum interference device：SQUID）磁束計とよばれる超高感度磁気センサーが用いられ，超電導下での測定を行うために液体ヘリウムで−269℃まで冷却する必要がある．検査は，専用の磁気シールドルーム内で頭に帽子型のセンサーを付けて行う非侵襲的な検査である．脳波と同じように生波形を記録し，突出波のダイポールを求め，出現場所を特定する．ほかに誘発電位のように，トリガーから誘発される脳の活動磁場を加算平均し，求められた波形を解析することにより脳活動の場所を特定する．すなわち，脳磁図検査はてんかん焦点検出や脳外科手術前の脳機能マッピングを行うことが可能である．

・脳磁図の特徴

　脳磁図検査の特徴をあげる．脳磁図で測定される磁場は，電流の方向に対して垂直に発生しているため，頭皮に垂直な電流の磁場は平行となり捉えにくい．逆に頭皮に平行な電流に対して磁場は垂直に発生するため捉えやすい．すなわち，脳溝の皮質で発生している電流に対する磁場の検出に優れている（図1）．脳磁図は脳波と同様に時間的分解能に優れた検査である．また，磁場は電流と違って，脳脊髄液，頭蓋骨や頭皮により歪むことなく検出されるため，位置

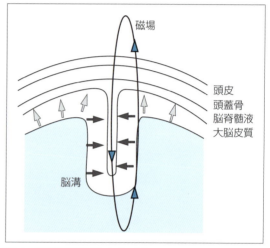

図1　脳磁場発生のイメージ
脳溝の皮質から発生する電流（→）の磁場は，頭皮と垂直に発生し捉えやすくなる．頭皮に垂直な電流（⇒）の磁場は平行となり捉えにくい．

情報を正確に捉えることが可能となり，空間的解像度に優れている．検査の結果はMRI画像と重ね合わせて報告するため，立体的にみることが可能となる．

　脳磁図検査の認められている診療報酬は，てんかん診断のための検査，外科的手術部位の診断や手術方法の選択を含めた治療方針を決定するために行う検査として，1患者につき1回のみ算定できる（平成28年度診療報酬）．

【参考文献】
- 中里信和：脳磁図による脳機能診断．臨床神経生理学 36：83-88，2010．
- 田中夏奈：脳磁図．日本臨床衛生検査技師会（監）．神経生理検査技術教本．じほう，東京，230-233，2015．

解答　5

問題069　近赤外線スペクトログラフィの原理

近赤外線分光法(NIRS)について**誤り**はどれか．
① 非侵襲的である．
② 脳表層部を測定する．
③ シールドルームで測定する．
④ 近赤外光を頭部表面から照射する．
⑤ 脳内の血液中の酸素化・脱酸素化ヘモグロビンを測定する．

解　説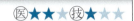

近赤外線分光法(near infrared spectroscopy：NIRS)は，近赤外線領域を使用した分光法で，光トポグラフィー装置として脳機能イメージング(functional near-infrared spectroscopy：fNIRS)に使用される．頭部表面から近赤外光を照射し，その吸光度変化から計算された数値は酸素化ヘモグロビン，脱酸素化ヘモグロビン濃度変化として表される．頭部表面(皮膚も含む)から約2～3cmの深さの血液量変化を測定することが可能である．脳深部測定は困難であり空間分解能は低い．しかし，MRIや脳波のようなシールドルームを必要とせず，他の検査法と異なり自然な環境下で，非侵襲的に，何度も繰り返し検査が行えるのが利点である．現在，保険適応になっているのは，「脳外科手術の術前検査に使用するもの」と「抑うつ症状の鑑別診断の補助に使用するもの(条件あり)」がある．その他，医療分野をはじめ，心理学や教育学，工学分野で幅広い研究が行われている．例として小児のADHD患者のタスク課題を用いた評価[1]や，脳血管収縮薬投与前後の脳血液量変化の測定[2]などに研究，応用されている．

【文献】

1) Monden Y, Dan I, Nagashima M, et al：Individual classification of ADHD children by right prefrontal hemodynamic responses during a go/no-go task as assessed by fNIRS. Neuroimage Clin 9：1-12, 2013.
2) Watanabe Y, Tanaka H, Dan I, et al：Monitoring cortical hemodynamic changes after sumatriptan injection during migraine attack by near-infrared spectroscopy. Neurosci Res 69：60-66, 2011.

解答　3

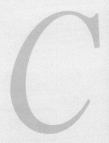

C-1. 筋・神経検査に関連する生理と解剖
C-2. 患者への対応と処置
C-3. 筋電計について
C-4. 筋電図検査
C-5. 誘発筋電図(磁気刺激を含む)と神経伝導検査
C-6. 筋電図検査に関する安全対策

問題 070　神経線維の構造と生理学（軸索変性と再生，節性脱髄）

末梢神経の構造について**誤り**はどれか．
①　神経上膜は末梢神経の結合組織最外部に位置する．
②　神経束は神経周膜に包まれている．
③　γ運動神経は無髄神経である．
④　α運動神経は有髄神経である．
⑤　有髄神経では軸索が Schwann 細胞によって囲まれている．

解説　医★★★技★★

以下，選択肢ごとに説明を加える．
①　○　神経上膜は末梢神経の結合組織最外部に位置する．
②　○　神経束は神経周膜に包まれている．
末梢神経は多数の神経線維の束である神経（線維）束がいくつか集合した構造をしている（図1）．神経内膜により多数の有髄神経線維（8,000〜12,000本/mm²）と無髄神経線維（35,000〜45,000本/mm²）が包まれ，それらが束になった神経束は神経周膜で包まれる．さらに，神経上膜でいくつかの神経束が包まれ，末梢神経が形成されている[1]．
③　×　γ運動神経は無髄神経ではない．
④　○　α運動神経は有髄神経である．
神経線維は伝導速度の速いほうから順にA，B，Cと名づけられている．A線維は有髄で運動および感覚に関する信号を伝える．A線維群はさらにα，β，γ，δの4群に分類され，すべて有髄である．B線維は自律神経節前線維で，やはり有髄である．C線維は無髄で，痛覚，温度覚などの皮膚感覚の一部を伝えるほか，自律神経節後線維ともなっている．
⑤　○　有髄神経では軸索が Schwann 細胞に

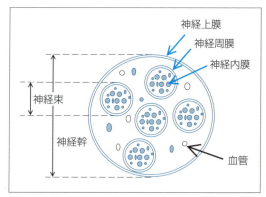

図1　末梢神経の構造

よって囲まれている．
Schwann 細胞の細胞膜が軸索のまわりに何重にも巻きつき，脂質や蛋白質が蓄積して髄鞘を形成する．有髄神経は一つの Schwann 細胞が一つの軸索に対し髄鞘を作る．無髄神経は髄鞘を持たず，一つの Schwann 細胞が，細胞質だけで複数の軸索を包んでいる．

【文献】
1)　木村　淳，幸原伸夫：神経伝導検査と筋電図を学ぶ人のために．第2版，医学書院，東京，21-22, 2010.

解答　3

問題 071　神経線維の構造と生理学（軸索変性と再生，節性脱髄）

正しいのはどれか．
① 閾値以下の脱分極が長時間続くと軸索の興奮性は上昇する．
② 軸索の不応期は体温の低下によって延長する．
③ 相対不応期では強い刺激によっても軸索は興奮しない．
④ 軸索の直径が一定の場合，髄鞘が薄いほど伝導速度は速くなる．
⑤ ランビエ絞輪部は絞輪間部よりもナトリウムチャネルが少ない．

解説　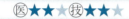

　神経線維が持つ，活動電位の発生や軸索の興奮性などの性質について問う問題である．
　以下，選択肢ごとに説明を加える．

・軸索の興奮性
①閾値以上の脱分極では活動電位発生後に必ず不応期を生じる．一方，閾値以下の脱分極が長時間続いた場合，膜電位の上昇に伴う電位依存性ナトリウムチャネルの不活化や不応期の延長を生じるため，軸索の興奮性は低下する（脱分極性ブロック）．

・軸索温度低下の影響
②不応期は種々の因子の影響により長さが変化する．活動電位の発生および終息の基本は電位依存性ナトリウムチャネルの活性化と不活化である．低体温になると活動電位の活性化過程と不活化過程がともに遅れ，特に不活化過程の遅延のほうがより著明であるとされる．それに伴い，不応期が延長する．

・絶対不応期と相対不応期
③不応期は電位依存性ナトリウムチャネルの不活化と密接に関係している．絶対不応期では電位依存性ナトリウムチャネルが完全に不活化しているため，どのような強い電気刺激によっても活動電位を発生しない．一方，相対不応期では電位依存性ナトリウムチャネルの不活化が比較的弱いため，閾値をはるかに越える強い電気刺激を行うと活動電位を発生させることができる．

・髄鞘の厚さと伝導速度
④有髄神経線維の伝導速度は軸索の直径が大きいほど速い．また，伝導速度は絞輪間部の伝導度と電気容量の影響を受ける．軸索の直径が一定の場合，髄鞘が厚いほど絶縁が良好となり，絞輪間形成膜への放散度と電気容量が減少し，伝導速度が増大する．

・跳躍伝導とナトリウムチャネル
⑤髄鞘に覆われたランビエ絞輪間部の細胞膜には電位依存性ナトリウムチャネルがほとんど存在しないため，活動電位の発生は妨げられる．一方，ランビエ絞輪部には電位依存性ナトリウムチャネルが高密度に存在しているため，効率的に活動電位を発生させることができる．この特徴が有髄神経線維における跳躍伝導に大きく寄与している．

【参考文献】
・橋本修治，幸原伸夫：臨床電気生理学の基本 脳波と筋電図を日々の臨床に役立つものとするために．第1版，診断と治療社，東京，2013．
・木村　淳，幸原伸夫：神経伝導検査と筋電図を学ぶ人のために．第1版，医学書院，東京，2-18，2003．
・松浦雅人：臨床神経生理検査の実際．第1版，新興医学出版社，東京，1-5，2007．

解答　2

問題072　脊髄の解剖

一次感覚ニューロンにつき正しいのはどれか．
① 神経細胞体は後根神経節に存在する．
② 双極性ニューロンである．
③ 後角の障害では感覚神経活動電位が低下する．
④ 後根神経節でシナプスを形成する．
⑤ C線維は後根神経節を形成しない．

解説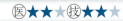

以下，選択肢ごとに説明を加える．
① ○　神経細胞体は後根神経節に存在する．
　脊髄上行路は，脊髄視床路（前索，前側索を上行），後索路（主に後索を上行），脊髄小脳路（主に側索を上行）に大別される．いずれの一次感覚（求心性）ニューロンも細胞体は後根神経節（脊髄神経節）に存在し，脊髄灰白質内（脊髄視床路，脊髄小脳路）あるいは延髄薄束核・楔状束核において二次ニューロンに中継する．つまり，一次感覚ニューロンは感覚器から神経細胞体まで（peripheral branch）と，神経細胞体から脊髄あるいは延髄まで（central branch）の2本の軸索を有している．
② ×　一次感覚（求心性）ニューロンは末梢側（peripheral branch）と中枢側（central branch）とに2本の軸索を有するが，これらの軸索は神経細胞体とT字型に接続している．こうした形態のニューロンを偽単極性ニューロン pseudounipolar neuron とよぶ．細胞体から2本の軸索を出している双極性ニューロン bipolar neuron は網膜の双極細胞などが知られている．
③ ×　軸索変性が起こると，Waller変性は原則として神経細胞体よりも末梢側に生じる．電気診断では感覚障害のある患者の末梢部軸索（後根神経節より遠位の軸索）に異常があるかどうかを，病変が後根神経節より近位か，遠位かを推定することに利用している．つまり，末梢部軸索に異常があれば後根神経節かそれより末梢の障害を示唆する．確実に感覚障害があるにもかかわらず末梢部軸索に異常がない場合は，後根神経節より近位（2次，3次ニューロンも含む）の障害を示唆する．したがって，脊髄後角の障害では神経細胞体より末梢の軸索は基本的に障害されない．感覚神経活動電位も正常である．
④ ×　後根神経節（脊髄神経節）ではシナプスは形成されない．一方で自律神経節はシナプス交換の場である．
⑤ ×　体性の痛覚は有髄のAδ線維と無髄のC線維にて伝えられる．いずれも後根神経節に細胞体を持つ．

【参考文献】
・岡田泰伸（監）：ギャノング生理学．原書25版，丸善出版，東京，2017．

解答　1

問題073　筋の構造と収縮メカニズム

横行小管（T管）について正しいのはどれか．
① 筋線維と平行に存在する．
② 内腔は細胞内液で満たされている．
③ 筋小胞体の一部である．
④ 活動電位を細胞内に伝播する機能を有する．
⑤ アクチン-ミオシンと三連構造を形成する．

解　説

・横行小管（T管）の大きさ

図1として，神経終板と筋線維の内部構造を模式的に示した．位置関係をわかりやすくするために意図的な拡大・縮小がある．誤解しないように神経終末側から筋線維に向かって実際の構造物の大きさを列記する．シナプス小胞は直径が30～50 nmでアセチルコリン分子を5,000～10,000 個含有している．1本の筋線維は直径50 μmくらい（30～100 μm）で，長軸方向に直径1～2 μmの筋原線維が並走している．したがって，1本の筋線維は50本くらいの筋原線維で構成されていることになる．さらに，筋原線維は直径5 nmくらいアクチンと直径10 nmくらいのミオシンの2種類の収縮蛋白で構成されている．横行小管（T管）は直径が50 nmくらいなので，アクチンだったら10本，ミオシンだったら5本くらいが入る大きさである．

・三連構造の形成

さて，本問はT管についてである．T管は筋線維（筋原線維）の走行とは直角に走行する筋膜の細管状の陥入であり，T管の内部は細胞外になる．したがって，①と②は誤りである．筋小胞体は長軸方向（筋原線維の方向）に伸びて筋原線維を取り囲み，A帯とI帯の境界部（ミオシン

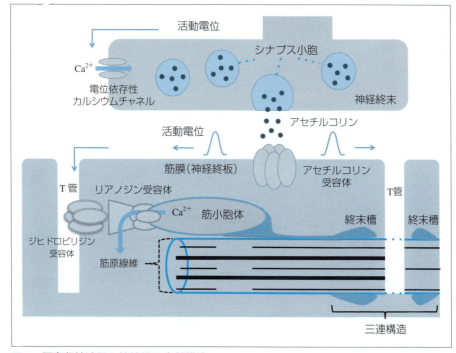

図1　興奮収縮連関と筋線維の内部構造

の末端)ですべての管が連結して筋原線維と短軸方向に取り囲む終末槽を形成する．T管は隣り合う終末槽の間で筋原線維の表面を横断するので終末槽同士が接することはない．三連構造とは，この終末槽-T管-終末槽のことである．したがって，③と⑤は誤りである．

- **横行小管(T管)の機能**

活動電位(脱分極)が神経終末に到達すると，アセチルコリンを介した神経筋伝達によって神経終板に発生した活動電位は筋膜上を伝播してT管内に伝わり，最終的に収縮蛋白のスライディングを引き起こす．このようにT管は活動電位を細胞内に伝播する重要な機能を有している．正解は④である．

【参考文献】
- 山田和廣：筋肉の生理学．入来正躬，外山敬介(編)．生理学．文光堂，東京，65-74，1986．
- Westmoreland BF, Daube JR, Sandok BA, et al (著), 大西晃生，納 光弘，岡崎春雄(訳)：臨床神経学の基礎．メイヨー医科大学教材．第3版，メディカル・サイエンス・インターナショナル，東京，325-329，1996．

解答　4

問題074　筋の構造と収縮メカニズム

骨格筋の収縮過程においてカルシウムイオンが関与するのはどれか．2つ選べ．
① 神経終末でのアセチルコリンの放出
② 終板電位の発生
③ シナプス後膜での活動電位の発生
④ T管での興奮伝導
⑤ 筋フィラメントのスライディング

解説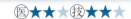

選択肢には，神経筋伝達とその後の興奮収縮連関の過程が時系列に並べられている[1]．活動電位（脱分極）が神経終末に到達すると，電位依存性カルシウムチャネルを介してカルシウムイオンがシナプス前の細胞内に流入する．カルシウム濃度の上昇によってシナプス小胞から約100量子（シナプス小胞100個分）のアセチルコリンが同期してシナプス間隙に放出される．アセチルコリンは神経終板のアセチルコリン受容体に結合してシナプス後膜の陽イオンの透過性を上昇させ，ナトリウムチャネルを開く．このような神経筋伝達によって神経終板に発生した活動電位は筋膜上を伝播してT管内に伝わり，T管の電位依存型カルシウムチャネルであるジヒドロピリジン受容体の構造変化を引き起こす．ジヒドロピリジン受容体に共役的に結合しているリアノジン受容体は筋小胞体からカルシウムイオンを放出する．細胞質内のカルシウムイオン濃度が 10^{-6} M に達するとマグネシウムイオンの存在下でミオシンの頭部にあるATPが活性化されて，筋フィラメントが滑走する[2〜4]（問題073 図1参照）．

このように，カルシウムイオンは神経終末でのアセチルコリンの放出と筋フィラメントのスライディングに関与する．したがって，正解は①と⑤である．終板電位の発生には一価の陽イオンが，シナプス後膜での活動電位の発生とT管での興奮伝導には主にナトリウムイオン（チャネル）が関与する．

【文献】
1) 木村　淳，幸原伸夫：神経伝導検査と筋電図を学ぶ人のために．第2版，医学書院，東京，28-35, 2010.
2) Tanabe T, Beam KG, Adams BA, et al：Regions of the skeletal muscle dihydropyridine receptor critical for excitation-contraction coupling. Nature 346：567-569, 1990.
3) Leong P, MacLennan DH：A 37-amino acid sequence in the skeletal muscle ryanodine receptor interacts with the cytoplasmic loop between domains II and III in the skeletal muscle dihydropyridine receptor. J Biol Chem 273：7791-7794, 1998.
4) Leong P, MacLennan DH：The cytoplasmic loops between domains II and III and domains III and IV in the skeletal muscle dihydropyridine receptor bind to a contiguous site in the skeletal muscle ryanodine receptor. J Biol Chem 273：29958-29964, 1998.

解答　1, 5

問題 075　主な筋の支配神経と神経走行および走行異常

第3腰神経障害で異常を呈する筋はどれか．
① 前脛骨筋
② 腓腹筋内側頭
③ 大腿四頭筋
④ 中殿筋
⑤ 大殿筋

解説　医★★★技★★★

末梢神経支配は文献により多少異なるが，今回は成書[1)]をもとに解説する．

下肢を支配する脊髄神経は腰神経と仙骨神経である．腰神経叢はTh12～L4の前枝で形成され，仙骨神経叢はL4～S4の前肢で形成される．臨床上特に重要な末梢神経として，腰神経叢から分枝する1. 大腿神経と2. 閉鎖神経，仙骨神経叢から分枝する3. 上殿神経，4. 下殿神経，5. 坐骨神経(膝窩部やや頭側で6. 総腓骨神経と7. 脛骨神経に分岐する)があげられる．

・下肢の神経と支配

1. 大腿神経はL2～L4由来で，大腿四頭筋，縫工筋，恥骨筋を支配し，感覚枝は大腿前面と下腿～足部内側(伏在神経)に分布する．
2. 閉鎖神経はL2～L4由来で，大腿内転筋群(薄筋，長・短・大内転筋)を支配し，感覚枝は大腿内面に分布する．
3. 上殿神経はL4～S1由来で，中殿筋，小殿筋，大腿筋膜張筋を支配する．
4. 下殿神経はL5～S2由来で，大殿筋を支配する．
5. 坐骨神経はL4～S2由来で，大腿後面および下腿～足部の筋を支配する．

・坐骨神経の分岐と支配

坐骨神経は脛骨神経と総腓骨神経に分枝するが，分枝する前の殿部～大腿後面からすでに脛骨神経セグメントと腓骨神経セグメントに分かれ並走している[2)]．脛骨神経セグメントは大腿後面でハムストリングのうち半腱様筋，半膜様筋，大腿二頭筋長頭を支配し，腓骨神経セグメントは大腿二頭筋短頭を支配する．古くから坐骨神経レベルの障害でも腓骨神経セグメントの障害が生じやすいことが臨床的に知られている．坐骨神経は膝窩部やや頭側で総腓骨神経と脛骨神経に分岐する．

6. 総腓骨神経は深腓骨神経；前脛骨筋(L4,5)，長趾伸筋，短趾伸筋(L5, S1)など，と浅腓骨神経；長腓骨筋(L5, S1)など，に分かれる．
7. 脛骨神経は後脛骨筋(L4,5)，ヒラメ筋(L5～S2)，腓腹筋(S1～2)などを支配する．

以上から，本問題の正解は③大腿四頭筋である．

・他の知識からの類推

米国脊髄損傷協会(ASIA)による脊髄損傷機能分類では，下肢の脊髄神経根支配筋のkey muscleとして，L2：股関節屈筋，L3：膝関節伸展筋，L4：足関節背屈筋，L5：母指伸展筋，S1：足関節底屈筋をあげている．また膝蓋腱反射の反射弓がL3,4であることも考えあわせると，前記の解剖に精通していなくても本問題の正解は類推可能である．ただし，足関節背屈(前脛骨筋)についてはL5支配が主体であるという有力な説もある．

【文献】
1) Kimura J：Electrodiagnosis in Disease of Nerve and Muscle：Principle and Practice. 3rd ed. Oxford university press, New York, 18-26, 2001.
2) 野寺裕之：電気診断に必要な末梢神経解剖学. 日本臨床神経生理学会　筋・末梢神経電気診断技術向上委員会　認定委員会(編). モノグラフ 神経筋電気診断を基礎から学ぶ人のために. 日本臨床神経生理学会, 東京, 1-6, 2013.

解答　3

問題076　主な筋の支配神経と神経走行および走行異常

腕神経叢の解剖について正しいのはどれか．
① 肩甲上神経は中神経幹から分岐する．
② 正中神経は後神経束から分岐する．
③ 内側前腕皮神経は下神経幹から分岐する．
④ 肩甲背神経は肩甲上神経より近位部から分岐する．
⑤ C7神経根からの線維は上神経幹に合流する．

解説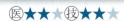

　腕神経叢の解剖を理解しておくことは筋電図・神経伝導検査を進めるうえで非常に重要である．できれば下のような模式図（図1）を自分でも書ける程度になっておくことが望ましい．
　以下，選択肢ごとに説明を加える．
①肩甲上神経は上神経幹から分岐する．
②正中神経は内側神経束，外側神経束から分岐した枝が合流して形成される．
③内側前腕皮神経は内側神経束から分岐する．
④肩甲上神経より近位から分岐する神経は肩甲背神経，長胸神経，脊髄神経後枝である．
⑤C7神経根は中神経幹となる．

【文献】
1) 長谷公隆：筋電図検査の進め方．第18回臨床筋電図・電気診断学講習会（慶應義塾大学医学部リハビリテーション医学教室編）107-122, 2015.

【参考文献】
- Leis AA, Trapani VC：Brachial Plexus. Atlas of Electromyography. Oxford university press, New York, 1-5, 2000.
- 野寺裕之：電気診断に必要な末梢神経解剖．日本臨床神経生理学会 筋・末梢神経電気診断技術向上委員会 認定委員会（編）．モノグラフ 神経筋電気診断を基礎から学ぶ人のために．第1版，日本臨床神経生理学会，東京，1-6, 2013.

解答　4

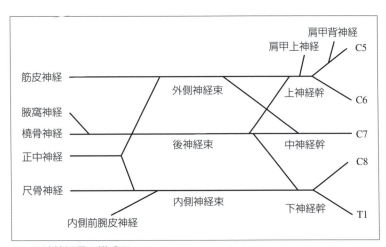

図1　腕神経叢の模式図
（文献1)より改変）

問題 077　主な筋の支配神経と神経走行および走行異常

正中神経支配でない筋はどれか．
① 橈側手根屈筋
② 第2虫様筋
③ 浅指屈筋
④ 母指内転筋
⑤ 短母指外転筋

解説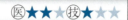

- **解剖と作用から理解する筋と神経支配**

　筋の神経支配を記憶するにあたっては，解剖や作用をよく整理して理解していくことが重要である．

　手関節および手指の屈筋群は正中神経または尺骨神経により支配され，概して，浅層，橈側を正中神経が，深層，尺側を尺骨神経が支配している．

- **前腕部の筋と支配神経**

　前腕の最浅層にあるのは橈側から円回内筋，橈側手根屈筋，長掌筋，尺側手根屈筋である．橈側の前3筋は正中神経支配，最尺側の尺側手根屈筋は尺骨神経支配である．次層の浅指屈筋，長母指屈筋は，円回内筋，橈側手根屈筋，長掌筋にほぼ覆われており，いずれも正中神経支配である．深層にある深指屈筋は前腕から起こって第2-第5指にいたるが，橈側（第2，第3指筋腹）が正中神経支配，尺側（第4，第5指筋腹）が尺骨神経支配である．方形回内筋は，円回内筋と共同して前腕を回内する作用があり，円回内筋同様に正中神経の支配を受ける．つまり前腕前面の筋で尺骨神経が支配するのは，最も尺側の尺側手根屈筋と深層で尺側の深指屈筋第4・第5指筋腹のみである．

- **手部の筋と支配神経**

　手部の筋はすべて正中神経もしくは尺骨神経支配であり，基本的には前腕同様，浅層，橈側を正中神経が，深層，尺側を尺骨神経が支配する．

- **母指の運動に関わる手内筋と支配神経**

　母指球筋の神経支配を記憶するにあたっては，まず母指の運動を考えてみるとよい．浅層にある筋が作用すると母指は立体的に動き，深層にある筋は平面的な運動を担うことは容易に想像できよう．母指の最も立体的な動きは外転運動，ついで対立運動であり，この運動を担う短母指外転筋，母指対立筋は浅層にあって正中神経支配である．最も平面的な運動である内転を担う母指内転筋は母指球の最深層にあり尺骨神経支配である．また，これらの中間運動である母指屈曲を担う短母指屈筋は両神経支配となっており，浅層，橈側に位置する浅頭が正中神経，深層，尺側にある深頭が尺骨神経の支配である．

- **第2-5指の運動に関わる手内筋と支配神経**

　手掌の中央部には虫様筋と骨間筋がある．虫様筋は深指屈筋腱に起始し，神経支配も深指屈筋同様，橈側の2筋（第1，第2虫様筋．それぞれ第2指，第3指につく）が正中神経，尺側の2筋（第3，第4虫様筋．それぞれ第4指，第5指につく）が尺骨神経支配である．ただし，停止および作用は深指屈筋とは異なり，指背で膜状に広がる指の伸筋の腱（指背腱膜）に基節骨底からついて，MP関節屈曲，PIP関節とDIP関節伸展に働く．骨間筋は，手指の最深部である各中手骨間に位置し，いずれも尺骨神経支配である．掌側骨間筋は手指の内転，背側骨間筋は手指の外転という平面運動を担う．母指の内転は母指内転筋が担うため掌側骨間筋は3筋しか存在しない．骨間筋は，基節骨底や，指背腱膜に加わって中節骨底や末節骨底につく．このため，手指の内外転だけでなく，虫様筋と同じくMP関節屈曲，PIP関節とDIP関節伸展にも働く．虫様筋と掌側・背側骨間筋はいわゆるintrinsic

plus hand の主動作筋となる．小指球筋はいずれも尺骨神経支配である．

【参考文献】
- 森 於菟，小川鼎三，大内 弘，他：解剖学 1．総説・骨学・靱帯学・筋学．第 11 版，金原出版，東京，346-376，1982.
- 平沢 興，岡本道雄：解剖学 2．脈管学・神経系．第 11 版，金原出版，東京，433-441，1982.
- Jenkins DB：Hollinshead's Functional Anatomy of the Limbs and Back. 7th ed, W. B. Saunders, Philadelphia, 131-197, 1998.
- 椿原彰夫：機能解剖・生理学 上肢の機能解剖．千野直一（編）．現代リハビリテーション医学．改訂第 2 版，金原出版，東京，23-28，2004.

解答　4

問題 078　その他，筋電図検査に必要な神経生理学（瞬目反射など）

以下の所見のうち，腕神経叢の上神経幹の障害を示唆する所見はどれか．2 つ選べ．
① 外側前腕皮神経 SNAP 振幅低下
② 正中神経遠位潜時延長
③ 正中神経 F 波潜時延長
④ 上腕三頭筋の陽性鋭波
⑤ 棘下筋の陽性鋭波

解 説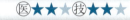

　腕神経叢の上神経幹は C5，C6 神経根から形成される．上神経幹から肩甲上神経が分岐する．その後，一部線維は外側神経束を経て筋皮神経，正中神経へと分岐する．また，一部の線維は後神経束を経て，腋窩神経，橈骨神経へ入る．
　以下，選択肢ごとに解説を加える．
①外側前腕皮神経は筋皮神経の感覚枝であり，C6 神経根から上神経幹−外側神経束を経て筋皮神経に達する．上神経幹の障害では感覚神経が節後性に障害されるため，感覚神経活動電位（sensory nerve action potential：SNAP）の振幅は低下する．
②正中神経の遠位潜時延長は刺激部位より末梢での伝導遅延を示唆する所見である．
③正中神経の F 波は短母指外転筋で測定する．短母指外転筋へ投射する神経線維は C8，T1 神経根から起こっており，上神経幹を経ていないので，F 波の潜時に影響はない．
④上腕三頭筋に投射する神経線維は主に C7，C8 から起こり，後神経束を経て橈骨神経に合流する．したがって，上神経幹の障害ではこの神経線維は障害されない．
⑤棘下筋の支配神経は肩甲上神経であり，上神経幹から分岐する．

【参考文献】
- Leis AA, Trapani VC：Brachial plexus. Atlas of Electromyography. Oxford university press, New York, 1-5, 2000.

解答　1, 5

問題 079　その他，筋電図検査に必要な神経生理学（瞬目反射など）

運動枝はどれか．
① 後骨間神経
② 内側前腕皮神経
③ 伏在神経
④ 浅腓骨神経
⑤ 腓腹神経

解説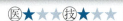

　末梢神経には，機能的に運動神経と感覚神経がある．運動神経は，脊髄の前角細胞から前根を経由して脊髄を出た後，末梢にて後根から出た感覚神経と合流して末梢神経（混合神経）を構成し同じ神経幹内を下行する[1]．その後，分枝して運動神経（運動枝）は筋を支配し，感覚神経（知覚枝）は皮膚や筋紡錘などの感覚受容器に到達する[2]．そのため，障害される神経あるいは部位によって運動と感覚の両方あるいはどちらか一方に障害が生じることになり，臨床症状は異なる．さらに，運動神経伝導検査（motor nerve conduction study：MCS）では，検査対象となる支配筋より belly-tendon 導出にて複合筋活動電位（compound muscle action potential：CMAP），感覚神経伝導検査（sensory nerve conduction study：SCS）では，原則として双極誘導にて感覚神経活動電位（sensory nerve action potential：SNAP）あるいは複合神経活動電位（compound nerve action potential：CNAP）を導出して評価するため，検査対象となる神経が運動神経，感覚神経，混合神経のいずれかを把握しておくことは，刺激強度や導出電極の設置などの検査手技や波形鑑別の際に必要となる．設問は，運動枝の選択である．

　後骨間神経は，橈骨神経が混合神経として上腕部の橈骨神経溝を通過後，上顆部にて知覚枝である浅橈骨神経と分かれた運動枝であり，総指伸筋，示指伸筋などを支配する[3]．

　内側前腕皮神経は，腕神経叢の内側神経束より分枝する純知覚枝であり，上腕前面，前腕内側から手関節にかけての感覚を支配する[3]．

　伏在神経は，大腿神経が鼠径靱帯遠位で前枝と分かれた後枝であり，下腿や足の内側の皮膚感覚を支配する純知覚枝である[3]．

　浅腓骨神経は，坐骨神経より分かれた総腓骨神経が長腓骨筋を通過後，深腓骨神経と分かれ，運動神経は長・短腓骨筋に筋枝を出し，感覚神経は下腿遠位部前外側，第Ⅰ趾間部以外の足背部の感覚を支配する[3]．腓腹神経は，脛骨神経より分枝した内側腓腹皮神経と腓骨神経より分枝した外側腓腹皮神経より形成される純知覚枝であり，下腿遠位部後外側から足外側の知覚を支配する[3]．

　以上より，本設問の選択肢での運動枝は，後骨間神経となる．

【文献】
1) 内西兼一郎（編著）：末梢神経損傷診療マニュアル．金原出版，東京，5-9，1997．
2) 柳澤信夫，柴崎　浩：神経生理を学ぶ人のために．第2版，医学書院，東京，58-60，1997．
3) Ma DM, Liveson JA（著），栢森良二（訳）：神経伝導検査ハンドブック．西村書店，新潟，84, 172, 227, 262, 296，1992．

解答　1

問題080 その他，筋電図検査に必要な神経生理学（瞬目反射など）

瞬目反射を実施する際の注意事項として誤りはどれか．2つ選べ．
① 仰臥位をとらせる．
② 軽く閉眼させる．
③ 覚醒を保つ．
④ 1 Hz 程度の規則的な刺激を与える．
⑤ 最大上刺激を与える．

解説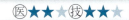

- **瞬目反射**

中枢神経の検査法の一つである瞬目反射（blink reflex）は，三叉神経を求心路，顔面神経を遠心路とする脳幹反射であり，この反射弓での異常を客観的に評価するのに有用な検査である．

- **検査方法**

検査方法は電極を両側の眼輪筋に装着し，眼窩上神経（三叉神経）を電気刺激することにより反射性に導出される筋活動電位を記録する．

- **検査法の原理**

得られる反応のうち，第一反応（R1）は三叉神経→三叉神経脊髄路核→顔面神経核→顔面神経とされる乏シナプス反射で，安定した反応が刺激側のみに導出される．一方，第二反応（R2）は一側の刺激にて両側性に導出される．R2の反射弓は三叉神経→三叉神経脊髄路核→介在ニューロン→顔面神経核→顔面神経とする多シナプス反射であることから安定性に乏しい．

検査を正しく行うためには，これらの反応の特性に留意するとともに手技的な工夫や注意が必要となる．

以下，選択肢ごとに説明を加える．
①筋電図の混入の少ない記録を取るため，仰臥位に寝かせ，楽な姿勢にて検査を行う．
②開眼によってR1が減衰するため，検査は軽く閉眼させて行う．
③R2は延髄毛様体の興奮性に大きく影響されるため，睡眠や意識水準の低下によって遅延もしくは消失する．したがって，覚醒を保ち，眠気がある場合は刺激と刺激の間に開眼させるなどの工夫が必要になる．
④R2は慣れの現象（habituation）が生じやすく，刺激を連続して行うと反応の導出が不良になるため，刺激間隔は筋活動の入らない程度の任意の刺激，または0.5 Hz 以下のランダム刺激で行う．
⑤刺激量は筋電図の混入が少ない程度で，最大反応が得られる至適強度にて行う．

【参考文献】
- 木村 淳，幸原伸夫：神経伝導検査と筋電図を学ぶ人のために．第2版，医学書院，東京，121-131, 2010.
- 松浦雅人：臨床神経生理検査の実際．新興医学出版社，東京，278-282, 2007.

解答 4, 5

問題081　その他，筋電図検査に必要な神経生理学（瞬目反射など）

瞬目反射が消失しているとき，考えられる障害部位はどれか．
① 視交叉
② 中　脳
③ 橋
④ 延　髄
⑤ 上位頸髄

解　説　医★★☆技★★☆

・瞬目反射中枢

　瞬目反射（blink reflex）の中枢は橋が正解となる．眼窩上神経への電気刺激による瞬目反射の中枢は，R1 は刺激同側のみで完結し，反射弓は眼窩上神経から三叉神経第 1 枝を経過して三叉神経節-橋の三叉神経主知覚核（principal sensory nucleus of trigeminal nerve：PSNT）を介して顔面神経核から同側の眼輪筋へ出力するという 2 つのみの乏シナプス回路である．R2 の反射弓は眼窩上神経-三叉神経節より，三叉神経脊髄路核を下降し，シナプスを変えて外側網様体ニューロンを介し同側と対側に上行して左右の顔面神経核に入る多シナプス回路である（図1）．

　瞬目反射は眼窩上神経への電気刺激，機械的刺激（角膜への air puff＝corneal reflex，眉間へのタップ刺激），聴覚刺激（acoustic blink reflex），視覚性驚愕刺激（visual threat），閃光刺激（photo blink reflex）などで検出できる[1]．最も臨床に汎用されているのは眼窩上神経への電気刺激である．

・脳幹圧迫の症例

　Kayamori らは急速の大脳出血病変から脳幹圧迫に至った脳死症例について，R2 成分，脳波，R1 成分，ABR Ⅱ-Ⅲ波の順で経時的に rostro-caudal 方向に反射が消失した現象を報告している[2]．解剖学的に ABR Ⅱ～Ⅲ波の中枢（橋下部-延髄）は瞬目反射の中枢より caudal 側にあることが推察される．

【文献】
1）栢森良二：瞬目反射の機能診断学．J Clin Rehabil 22：180-189，2013．
2）Kayamori R, Dickins QS, Yamada T, et al：Brainstem auditory evoked potential and blink reflex in multiple sclerosis. Neurology 34：1318-1323, 1984.
3）畑中裕己：Blink Reflex．Clinical Neuroscience 34：62-65，2016．

解答　3

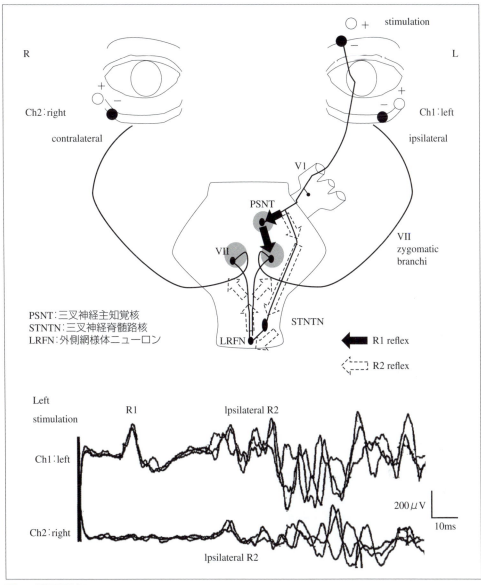

図1　瞬目反射のシェーマ

左眼窩上神経刺激を示す．R1は眼窩上神経から三叉神経第1枝を経過して三叉神経主知覚核(principal sensory nucleus of trigeminal nerve：PSNT)を介して顔面神経核に入力する乏シナプス回路である．9〜12 msの潜時で刺激同側のみ眼輪筋に導出される．R2は三叉神経第1枝を通過後，三叉神経脊髄路核(spinal tract nucleus of trigeminal nerve：STNTN)から外側網様体ニューロン(lateral reticular formation neuron：LRFN)を介して両側の顔面神経核に入力する．一方R2は両側性に導出され，潜時約30 ms，持続時間30〜40 msである．R2は多シナプス回路を反映し，内，外側網様体を介して中枢からの感覚，運動さらに意識などの影響を受けていることから再現性に乏しく，潜時，波形もR1と比較すると一定しない．
(文献3)より)

問題 082　検査の説明と同意

植え込み型心臓ペースメーカーの患者に対する末梢神経伝導検査について**誤り**はどれか．
① 刺激の持続時間は 0.2 ms 以下にすることが望ましい．
② 刺激頻度は 1 Hz 以下にすることが望ましい．
③ デバイスの 6 インチ以内は刺激を避けることが望ましい．
④ 反復刺激試験は避けることが望ましい．
⑤ 禁忌である．

解説　医★★☆　技★★★

植え込み型ペースメーカーや除細動器は，徐脈や心室性頻拍を検出し作動することから，末梢神経伝導検査（nerve conduction study：NCS）における電気刺激がこれらのデバイスの誤作動を引き起こすリスクが理論上ある．しかしながら，実際の誤作動の報告は極めて少ない．

VVI 型ペースメーカー植え込みを受けていた 89 歳の大腿骨骨折患者の手術中に，顔面神経に対し持続時間 0.25 ms，刺激強度 55 mA，頻度 2 Hz の 4 連刺激（train of four）を行ったところペースメーカーの誤作動を引き起こしたとする記録がある[1]．

1992 年の AAEM によるガイドラインでは，植え込み式ペースメーカーやペーシングリードに近い場所の刺激，つまり，ペースメーカー側の腕神経叢刺激を行う際には特に注意するよう促している．体外式ペースメーカー患者に対する NCS は薦められていない[2]．

植え込み型除細動器に関しては，情報が限られている．しかしながら，1996 年の AAEM のガイドラインは，心臓専門医へのコンサルトなしに電気診断を行うべきではないと明記している．行う場合にも，デバイスあるいはリードと刺激間の距離を少なくとも 6 インチ（152 mm）以上とり，刺激の持続時間は 0.2 ms 以下，刺激頻度は 1 Hz 以下とすることを薦めている[3]．

Preston らのグループは，リスクを減じるために表1のようなガイドラインを発表している[4]．

上述のような配慮を行えば，NCS は植え込み型ペースメーカー患者にも安全に行うことが出来る．植え込み型除細動器患者に関しては，よ

表1　植え込み型ペースメーカー・除細動器患者への電気診断のガイドライン

- 体外式ペースメーカー装着患者には，原則として（電気刺激を伴う）電気診断は行わない．
- すべての接地電極が機能していることを確認してから行う．
- 接地電極を含む全ての電極は検査を行う肢に集め，心臓から可能な限り距離をとり，心臓やリードを横切らないように配置する．
- 刺激はデバイスから 6 インチ以上離し，デバイスと同側の近位部刺激は避ける．
- 刺激は，持続時間 0.2 ms 以下，頻度は 1 Hz 以下とする．
- 植え込み型除細動器の患者の検査の際には，心臓専門医にコンサルトをする．
- 検査室には救急カートと緊急用薬品を用意しておく．

（文献 4）より改変）

り厳格な対応が必要であり，心臓専門医やデバイス業者に相談し，リスクと得られる利益を勘案して行う必要がある．

【文献】
1) O'Flaherty D, Wardill M, Adams AP：Inadvertent suppression of a fixed rate ventricular pacemaker using a peripheral nerve stimulator. Anaesthesia 48：687-689, 1993.
2) American association of electrodiagnostic medicine：Guidelines in electrodiagnostic medicine. Muscle Nerve 15：229-253, 1992.
3) Nora LM：American Association of Electrodiagnostic Medicine guidelines in electrodiagnostic medicine：implanted cardioverters and defibrillators. Muscle Nerve 19：1359-1360, 1996.
4) Al-Shekhlee A, Shapiro BE and Preston DC：Iatrogenic complications and risks of nerve conduction studies and needle electromyography. Muscle Nerve 27：517-526, 2003.

解答　5

問題083　その他電気刺激装置など

筋電計について正しいのはどれか.
① 低域遮断周波数は心電計と同じである.
② 高域遮断周波数は脳波計より低い.
③ マイクロホンが必要である.
④ スピーカーが必要である.
⑤ 磁気刺激装置が必要である.

解　説　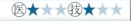

・筋電計

　筋電図検査は神経・筋疾患には必要不可欠な臨床検査であり，使用する筋電計についても構造や各検査に最適な機器の設定など，基礎知識を理解しておくことが望ましい．筋電図は筋肉から筋電位を導出し，増幅，記録する．随意筋を対象とするが皮膚表面から導出した微小な神経活動電位(compound nerve action potential：CNAP)や各種誘発電位検査もできるよう，加算装置や電気・音・視覚刺激装置も内蔵されている．

・筋電計の構造と各部のはたらき

　一般的な筋電計の主な構造を図1に示す．
　筋活動に伴う活動電位は通常 10 μV～10 mV 程度の振幅を持ち，その周波数成分は 5～10,000 Hz 程度で，他の生体現象より幅広い傾向にある．筋電計の信号処理も脳波計や心電計などと同様に増幅後 A/D 変換され，デジタル信号として演算処理される．標準的な感度として 10 μV/DIV から 10 mV/DIV は必要で，入力インピーダンスは JIS 規格で 10 MΩ 以上，同相弁別比(common mode rejection ratio：CMRR) 60 dB 以上となっている[1,2]．また，筋電計は筋活動の状態を音情報に変換して聞くことで，運動単位電位(motor unit potential：MUP)の頻度，持続時間，振幅の大小などを感覚的に知ることができ，そのための装置としてスピーカーが必ず設置されている[2]．

　では，ここで問題をみてみる．

① ×　筋電図の時定数は 0.03 秒，これから導

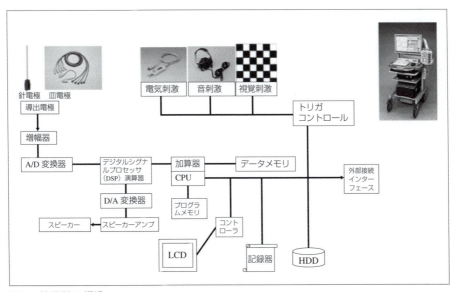

図1　筋電計の構造
(日本光電工業株式会社より許諾を得て画像掲載)

表1 筋電計の設定，一般的な筋電図・誘発電位検査の記録条件

		針筋電図	運動神経伝導検査 (MCS)	F波検査	反復刺激検査
記録器設定	周波数帯域	10〜10,000 Hz	5〜5,000 Hz	5〜5,000 Hz	5〜5,000 Hz
	感度	50 μV〜1 mV/div	2〜5 mV/div	2〜5 mV/div, 0.5 mV/div(dual)	2〜5 mV/div
	分析時間	10〜20 ms/div	2〜5 ms/div	5〜10 ms/div	2〜5 ms/div
刺激装置設定	種類，強度	―	電気，10〜100 mA	電気，10〜50 mA	電気，10〜50 mA
	刺激波形	―	矩形波	矩形波	矩形波
	持続時間	―	0.1〜1 ms	0.1〜0.5 ms	0.1〜1 ms
	頻度	―	0.5〜1 Hz	0.5〜1 Hz	1, 3, 10, 20 Hz など

		感覚神経伝導検査(SCS)	体性感覚誘発電位 (SEP)	視覚誘発電位(VEP)	聴性脳幹反応(ABR)
記録器設定	周波数帯域	5〜5,000 Hz	10〜3,000 Hz	1〜100 Hz	音 50〜3,000 Hz
	感度	0.001〜0.1 mV/div	10 μV/div	20 μV/div	10 μV/div
	分析時間	2〜3 ms/div	50〜200 ms	300 ms	10 ms
刺激装置設定	種類，強度	電気，10〜50 mA	電気，10〜50 mA	視覚刺激，0.6 J(フラッシュ)	音，30〜100 dB
	刺激波形	矩形波	矩形波	パターンリバーサル/フラッシュ	クリック
	持続時間	0.1〜0.5 ms	0.1〜0.2 ms	―	0.1 ms
	頻度	0.5〜1 Hz	1〜5 Hz	0.5〜1 Hz	10 Hz

き出される低域遮断周波数は5 Hzである．対する心電図の時定数は1.5秒で低域遮断周波数は0.1 Hzとなり，筋電図に比し明らかに低い．

② ×　筋電図の高域遮断周波数は5〜10 kHz，対する脳波は120 Hzで，筋電図のほうが明らかに高い．

③ ×　筋電計で音声入力などをすることはない．不要である．

④ ○　スピーカーが必要である．

筋電計は増幅した筋電図を音として聞くためにスピーカーが設置されている．これによりMUPの頻度，持続時間，振幅の大小など筋活動の状態を検査中リアルタイムに知ることができる．

⑤ ×　経頭蓋磁気刺激，あるいは体表より脊髄を磁気刺激することにより末梢筋より運動誘発電位が誘発され，これは筋電計で記録する．しかし，一般の筋電図検査には不要で，必ずしも必要な装置ではない．

【文献】
1) 日本臨床神経生理学会 筋・末梢神経電気診断技術向上委員会 認定委員会(編)：モノグラフ 神経筋電気診断を基礎から学ぶ人のために．日本臨床神経生理学会，東京，81-87, 2013．
2) 石山陽事(編)：ME 早わかりQ＆A 7：脳波計・筋電計・超音波診断装置．南江堂，東京，38, 2003．

解答　4

問題084 針筋電図と表面筋電図のフィルター設定

下の3波形は同じ活動電位をフィルター設定を変えて記録したもので，立ち上がり，振幅，ピーク潜時が変化していることがわかる．中心にある 10 Hz～2 kHz による記録と比べて，AおよびB波形の記録で想定されるフィルター設定の組合せはどれか．

① A：10 Hz～10 kHz　　B：10 Hz～500 Hz
② A：10 Hz～500 Hz　　B：10 Hz～10 kHz
③ A：100 Hz～2 kHz　　B：3 Hz～2 kHz
④ A：3 Hz～2 kHz　　　B：100 Hz～2 kHz
⑤ A：100 Hz～10 kHz　 B：100 Hz～500 Hz

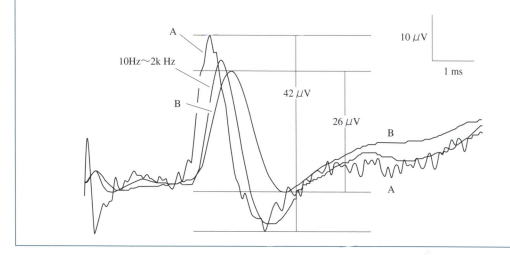

解説

- **フィルター設定**

　生体信号を記録する際に，基線の揺れやドリフト，目的外の信号（脳波記録時の筋電図など）を除去し，波形を整える目的でフィルターが使用される．このとき，フィルターを通すことによって原波形が歪むことを知っておく必要がある．

　第一に振幅と面積が変化する．これはフーリエ変換の原理に基づいて考えると理解しやすい．フィルターを通過する帯域幅が狭くなるほど，波形を構成する周波数成分の総和が少なくなり，振幅や面積が小さくなることで理解できる．逆に，帯域幅が広くなるほど振幅や面積は大きくなる．

　第二に潜時と持続時間に変化がみられる．低域遮断周波数を下げるほど，波形を構成する周波数成分の中で低周波成分の割合が多くなり，波形の水平成分が増えて「平ら」になり，波形が横に広がる．このためピーク潜時や持続時間が延長する．ただし低域遮断周波数の変化は，立ち上がり潜時には影響しない．一方，高域遮断周波数を上げるほど，高周波成分の割合が多くなり，波形の垂直成分が増えて「急峻」になり，立ち上がり潜時，ピーク潜時，持続時間ともに短くなる．これらの関係は，**表1**にまとめられる．

　問題では，Aは基準波形より急峻でピーク潜時が早く，振幅が大きく，持続は短く，基線に筋電図のような高周波成分が多い．これは基準波形に対して高域遮断周波数を上げたことによる．Bは基準波形よりなだらかでピーク潜時が遅く，振幅が小さく，持続が長い．これは基準波形に対して高域遮断周波数を下げたことによるものである．

表1　フィルター設定による波形の変化

設定	振幅・面積	潜時・持続時間
高域遮断周波数を下げる	小さくなる	遅く・長くなる
高域遮断周波数を上げる	大きくなる	早く・短くなる
低域遮断周波数を下げる	大きくなる	遅く*・長くなる
低域遮断周波数を上げる	小さくなる	早く*・短くなる

＊：低域遮断フィルターはピーク潜時に影響するが，立ち上がり潜時にはほとんど影響しない．

【参考文献】
・Faye Chiou Tan：EMG Secrets. Hanley & Belfus, Philadelphia, PA, 2004.
・American academy of emergency medicine：Instrumentation and Measurement in Electrodiagnostic Medicine. Minimonograph no. 16. Rochester, MN, American academy of emergency medicine, 1995.

解答　1

問題085　線維自発電位・陽性鋭波など安静時異常電位の種類と臨床的意義

針筋電図安静時活動について正しいのはどれか．2つ選べ．
① fibrillation potential は神経原性と筋原性疾患の両方に認められる．
② CRD は筋原性疾患に特異的である．
③ fasciculation potential は神経原性疾患に特異的である．
④ myokymic discharge は神経原性と筋原性の両方に認められる．
⑤ neuromyotonic discharge は正常でも認められる．

解説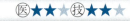

以下，選択肢ごとに説明を加える．
①fibrillation potential（線維自発電位）は持続時間1～5 ms，振幅20～200 μV（1 mV 以下）で陽性のふれが先行する2～3相性の電位で，単一筋線維の自発活動電位である．針の刺入直後から出現し，通常規則的な放電パターンを呈する（図1-a）．神経原性，筋原性ともにみられるが，神経原性では神経支配を断たれた筋に出現する．神経損傷後約2～3週間以降に出現しはじめ，神経の再支配が行われていくにつれて消失していく．一方，筋疾患では代表的なものとしては炎症性筋疾患や筋ジストロフィー症などで出現する．筋疾患では筋の壊死により一部の筋の神経支配が断たれるためと考えられているが，いずれも筋線維膜の興奮性の増大のためと考えられている．

②CRD（complex repetitive discharge：複合反復放電）は神経原性でも筋原性でもみられ，通常 chronic な病態でみられる．複数の単一筋線維活動電位群からなり，これらの筋線維が神経を介さず接触伝導性に賦活されることにより起こる複合電位である．ペースメーカーとなる一つの筋線維が発火を止めると放電は突然消失する．通常5～100 Hz の放電インパルスで，振幅，発火頻度ともに均一のパターンを呈する（図1-b）．

③fasciculation potential（線維束自発電位）は神経原性疾患に特異的に認められ，脊髄前角細胞あるいは一部の末梢軸索の異常興奮により筋線維群が不随意に不規則に自発放電を起こしたものである（図1-c）．前角細胞障害の際によく認められるが，神経根障害や末梢神経障害でも認められる．特に，筋萎縮性側索硬化症の診断には

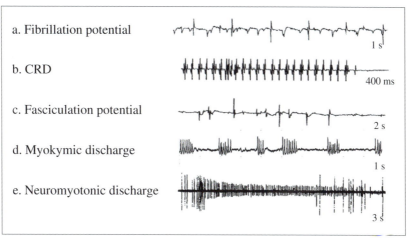

図1　安静時の異常放電

重要である．

④myokymic discharge（ミオキミー放電）は神経原性疾患に認められ，軸索膜の異常興奮により，反復的に発射する運動単位電位で，発火パターンに2種類ある．通常認められるのは単一運動単位電位が一定の頻度（2〜60 Hz）で，持続が短く（数秒まで）群をなして発射し，その後短い静止期（数秒以内）があり，続いて同じ群放電を規則的に繰り返すものである（図1-d）．第2の型はまれで，比較的一定の発火率（1〜5 Hz）で電位が持続的に反復するものである．

⑤neuromyotonic discharge（ニューロミオトニー放電）は軸索膜の異常興奮により，突発的に生じる運動単位発射で，高頻度（150〜300 Hz）の発射が数秒間にわたって連続的に持続し，振幅は漸減する（図1-e）．Isaacs症候群や遺伝性ニューロパチーなどでみられる．病的な状態でなければ認められることはない．

【参考文献】

- Kimura J：Types of Electromyographic Abnormalities. Electrodiagnosis in Diseases of Nerve and Muscle：Principles and Practice, 3rd ed. Oxford university press, NewYork, 339-356, 2001.
- American academy of emergency medicine：AANEM Glossary of Terms in Neuromuscular & Electrodiagnostic Medicine. Muscle & Nerve 52：145-203, 2015.

解答　1, 3

問題086　線維自発電位・陽性鋭波など安静時異常電位の種類と臨床的意義

針筋電図検査の安静時評価について誤りはどれか．
① 随意収縮時活動の評価時より記録感度を上げる．
② 筋内の複数個所から電位を記録する．
③ 疼痛軽減のため，針電極を出来るだけゆっくりと皮膚に刺入する．
④ 安静を得にくい場合，被検筋の拮抗筋に力を入れるように患者に指示する．
⑤ 安静を得るため，検査者は，被検筋がたるむ状態になるように患者の関節を動かしてみる．

解説　医★★★技★★★

以下，選択肢ごとに説明を加える．
① ○　随意収縮時活動の評価では，運動単位電位（motor unit potential：MUP）を観察するため，ゲインは通常 0.2～2 mV/div で行う．一方，安静時評価では，線維自発電位や陽性鋭波を観察するため，ゲインは通常 50～100 μV/div で行う[1,2]．
② ○　同じ筋肉内でも安静時活動が認められる部位とそうでない部位が存在する．安静時活動の有無および程度を評価するため一筋あたり通常 20 ヶ所で観察[1]し，記録する．
③ ×　針電極を刺入する際の疼痛は，皮膚や筋膜を貫く際に生じる．したがって，皮膚を貫く際にゆっくり行うと疼痛が増す[2]．
④ ○　安静が得にくく随意収縮が残存している場合，被検筋の拮抗筋を収縮させると，被検筋自体の活動は抑制される[1,2]ため，残存している随意収縮 MUP の発火頻度は低下～消失する．反対に，被検筋自体を収縮させると，残存随意収縮 MUP の発火頻度は増加する．これらの手技によって，発火リズムが全く変化しない場合には，観察されている活動は随意収縮 MUP の残存ではなく，真の安静時活動と考えられる[1]．
⑤ ○　被検筋が伸長した状態では，筋伸長反射が生じて随意活動が抜けにくい[1]．したがって，被検筋が短縮した状態になるような肢位にする[1,2]．例えば，上腕二頭筋では肘をやや屈曲し，前腕を回内した状態にすると安静を得やすい[1]．

【文献】
1) 園生雅弘：安静時活動．園生雅弘，馬場正之（編）．神経筋電気診断の実際．星和書店，東京，85-94，2004.
2) 今井富裕, 幸原伸夫：同芯針電極を用いた針筋電図検査．日本臨床神経生理学会　筋・末梢神経電気診断技術向上委員会　認定委員会（編）．モノグラフ神経筋電気診断を基礎から学ぶ人のために．日本臨床神経生理学会，東京，67-73，2013.

解答　3

問題087　線維自発電位・陽性鋭波など安静時異常電位の種類と臨床的意義

安静時の針筋電図検査で観察されるのはどれか．2つ選べ．
① 多相性運動単位電位
② 終板活動
③ 陽性鋭波
④ 早期動員
⑤ 干渉不良

解　説　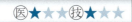

・問題のポイント

針筋電図の検査手順と観察すべきポイントは ⅰ）針電極の刺入に伴う活動電位，ⅱ）力を抜いた筋より得られる安静時電位（自発電位），ⅲ）軽度の収縮による運動ニューロン発射に伴う電位（運動単位電位），ⅳ）筋収縮を次第に強め最大収縮にいたる過程で得られる電位（動員と干渉波），の4つに大別される[1]．本題は検査手順と観察点を関連させ基本的知識の有無を求めている．

・病的所見

安静時には軸索変性の存在を示唆する所見が得られるので特に重要である．線維自発電位（fibrillation potential）や陽性鋭波（positive sharp wave）がその代表で，それらが観察された場合，神経生理学的には単一の筋線維が異常に興奮した状態であることを意味し，軸索変性が生じていると考えることができる．

・病的意義のない所見

終板活動（endplate activity）は筋終板（神経筋接合部）近傍に針が刺入されたときに観察され，2つの型がある．終板雑音（end-plate noise）は電位の形態が陰性の単相を呈し，低振幅（10～20 μV），短持続時間（0.5～1.0 ms）で，高頻度に間断なく発射される．基線は消失する．これが観察されると，まるで2つの貝殻をすり合わせたときのような "sea shell sound" とよばれる雑音が聴取され判断は容易である．終板棘波は初期陰性相ではじまる2相性を呈し，終板雑音より振幅は高め（100～300 μV）で，持続時間は2～4 ms，不規則に高頻度で発射される（50～100 Hz）．線維自発電位は初期陽性相で規則的に発射する点で判別できる．起源は，神経終末を針が刺激することで誘発される筋線維の活動電位と考えられる．しばしば "nerve potentials" とよばれることがあるが，神経終末そのものの活動を捉えたものではないので誤りである[2]．終板棘波は針先を動かすと誘発され，これは終板雑音と異なる点で，終板雑音は完全な自発電位である．さて，重要な点はこれらの電位には病的意義はなく，逆に病的な自発電位と見間違えないようにしなければならないという点である[3]．

・誤答について

多相性運動単位電位は前述の手順ⅲ）で観察する．手順ⅳ）で，筋収縮を強めていくと複数の運動単位電位が高頻度で発射し互いに重なり合うため，個々の電位が明確に識別できなくなる．このような重合電位で形成される波形を干渉波あるいは干渉型といい，正常では最大収縮で基線は消失する．神経原性疾患で運動単位が減少すると，最大収縮でも基線が残存した状態となる．これを干渉不良（reduced interference）とよぶ．早期動員は手順ⅲ）において，最小の筋収縮を指示したのみにもかかわらず，多数の運動単位電位が高頻度で発射され基線が消失し干渉波が観察される状態をいう．個々の運動単位の分離が困難である．筋疾患に特徴的な所見である．

【文献】
1) 今井富裕, 幸原伸夫：同芯針電極を用いた針筋電図検査. 日本臨床神経生理学会　筋・末梢神経電気診断技術向上委員会　認定委員会（編），モノグラフ神経筋電気診断を基礎から学ぶ人のために. 日本臨床神経生理学会，東京，67-73，2013.
2) 木村　淳：用語解説と記録波形. 誘発電位と筋電

図：理論と応用．医学書院，東京，299-315，1990．
3) Preston DC, Shapiro BE：Basic electromyography：Analysis of spontaneous activity. In Preston DC, Shapiro BE (eds). Electromyography and Neuromuscular Disorders：Clinical Electrophysiologic Correlations 3rd ed, Elsevier, Philadelphia, 220-234, 2013.

解答　2, 3

問題 088　運動単位電位波形の成り立ちと異常発生のメカニズム

末梢神経障害時の針筋電図検査所見として正しいのはどれか．2つ選べ．
① 多相性 MUP
② 短持続時間 MUP
③ 早期動員
④ 高振幅 MUP
⑤ 完全干渉パターン

解説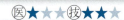

- **筋電図検査の目的**

　筋電図検査は，安静時および随意収縮時に，筋線維側終板部の筋細胞膜から発生した活動電位を記録するもので，その症状や得られた波形から，神経原性 or 筋原性を判別し，活動性，変性の程度，障害部位の推定，回復の予後を判断する検査である．

- **正常所見**

　正常所見は，運動単位電位（motor unit potential：MUP）は 2～3 相性の電位で，振幅は 0.5 mV～2.5 mV，持続時間は 2～10 ms 程度である．また振幅を左右するのは，力を加える行為に伴って，動員される運動単位（motor unit：MU）が増すことに起因する．

- **神経原性に依存する波形変化**

　神経原性の変化は，脱神経状態となった後 MU は減少し，残存する神経線維の側芽より再生が起こり，脱神経筋線維の再支配が生じる．このため，刺入時電位が増大し，安静時は，線維自発電位や陽性鋭波を認め，また再支配によって一つの MU が支配する筋線維数が増し，密度が高くなることにより高振幅 MUP となる[1]．末端で分岐している運動神経線維の伝導性の違いから，時間的分散が生じ多相性 MUP（5 相以上），持続時間の延長となり，そして不十分な干渉パターンを呈する[2]．

- **筋原性に依存する波形変化**

　筋原性の変化では，MU 数は変わらず，筋線維の変性や壊死に伴い，個々の MU の支配する筋線維が減ることにより，短持続時間 MUP で低振幅電位となる．MU 数は不変のため，完全干渉波パターンとなる．筋線維はランダムに脱落するため，1 個の MU が発生する収縮力が小さくなり，筋線維間の同期性に変化を生じ多相化を呈する．弱い収縮力で干渉波を示すのが特徴であり早期動員（early recruitment）が生じる．重症の場合は，MU に属する筋線維がすべて脱落し，干渉波の振幅も低下しているが，低振幅，短持続時間のミオパチー性 MUP の特徴はみられる．

【文献】
1) 木村　淳，幸原伸夫：針筋電図の原理と実際．神経伝導検査と筋電図を学ぶ人のために．医学書院，東京，202-252，2010．
2) 藤原哲司：needle EMG study．筋電図・誘発電位マニュアル改訂 4 版．金芳堂，京都，16-36，2004．

解答　1, 4

問題089　筋電図所見異常の経時的変化

ギラン・バレー症候群の急性期にみられる針筋電図所見について誤りはどれか．

① 線維自発電位
② 陽性鋭波
③ 運動単位数の減少
④ 干渉低下
⑤ 巨大 MUP

解説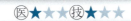

ギラン・バレー症候群では，脱髄型であっても軸索型であっても，それぞれ二次性あるいは一次性の軸索変性をきたす可能性がある．これは単純に急性脱神経あるいは伝導ブロック時の筋電図所見と慢性脱神経の所見の差異を答えさせる問題である．

以下，選択肢ごとに説明を加える．

①線維自発電位(fibrillation)と②陽性鋭波(positive sharp wave)等の自発電位は，「脱神経電位」とよばれることもある．急性の軸索障害を示唆する基本的な所見である(軸索損傷後7日前後から出現する)．ギラン・バレー症候群の急性期でもしばしばみられ，それが豊富にみられる場合，強い軸索変性が起きていることが示唆され，機能予後が不良である可能性がある．③運動単位電位数の減少，④干渉の低下は，伝導する軸索数の減少を意味し，軸索数の減少(軸索変性)や伝導ブロック(neurapraxia)による伝導軸索数の減少を示唆する．線維自発や陽性鋭波とともにみられた場合は軸索変性による発火軸索数の減少を示唆する．一方，数週以上経た後でも線維自発電位や陽性鋭波の出現なく運動単位電位数が減少している場合は，脱力は伝導ブロックにより引き起こされている可能性を考える必要があり，場合によっては追加治療を考慮すべきである．⑤巨大 MUP(運動単位電位)は，軸索変性が起きた後に神経再支配を経て出現するので慢性脱神経所見である．ギラン・バレー症候群でみられた場合は，もともと他の慢性の下位運動ニューロン障害を合併していたか，診断が間違っている可能性を考えなければならない．

解答　5

問題 090　干渉波の評価

今朝より急に右上肢挙上不能となった患者での，右三角筋針筋電図，随意収縮時所見を示す．認められる所見はどれか．

① early recruitment
② rapid recruitment
③ reduced recruitment
④ long-duration MUP
⑤ high-amplitude MUP

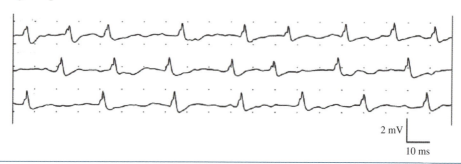

解説　医★★★技★★★

まず，各選択肢の用語とその意義を解説する．
① early recruitment：早期動員．健常者の最弱収縮では，単一の運動単位電位（motor unit potential：MUP）が低頻度（10 Hz 以下）で発火する状態を実現できるが，筋原性変化では非常に弱い力を入れさせても，同時に複数の MUP が動員されてきて，単一 MUP の分離発火は実現困難である．これを早期動員という[1]．
② rapid recruitment：急速動員．筋原性変化ではある強さの収縮力を実現するのに，正常よりも多くの MUP を動員する必要がある．このため，弱い収縮力に比して不釣り合いに多種類の MUP が発火する状態となる．これを急速動員という[1]．

早期動員と急速動員は類似の概念だが，区別するとすればこのようになる．早期動員は，被検者が最も弱い力を発揮維持できるかどうかにも依存する．急速動員の判断には筋の収縮力の評価が必要になる．これらの点が限界となり，軽度の筋原性変化では正確な評価は難しい．徒手筋力テスト（manual muscle test：MMT）3 以下のような明確な筋力低下のある筋で，はじめて評価が可能と考えるべきである．
③ reduced recruitment：動員減少（用語集では「干渉波減少」と訳されているが適切ではない）．神経原性変化の本質は，機能している運動単位数が減少している状態である．残存する運動単位に対する錐体路からの賦活は正常に起こるため，その発火頻度は最大収縮まで正常に上昇する．したがって，筋電図では，少ない MUP 種類に比して不釣り合いに個々の MUP の発火頻度が上昇する．これを動員減少という[1]．具体的には，単一 MUP が 15 Hz 以上で発火したり，20 Hz 以上で発火する MUP が分離認識可能な場合には動員減少が疑われる．
④ long-duration MUP：長持続時間 MUP．一応神経原性変化の所見とされるが，その限界は別文献参照[1]．
⑤ high-amplitude MUP：高振幅 MUP．しばしば神経原性変化の所見とされるが，筋原性でも出現し得る[1]．

呈示波形は，1 目盛りの時間スケールが 10 ms で，横スイープは 20 目盛りなので 200 ms となる．この 1 スイープに最高 9 つまでの MUP がみられるので，発火頻度は，9/0.2 = 45 Hz となる．このような高頻度で発火する単一の MUP

がみられていることから，明確な動員減少とわかり，神経原性の筋力低下であると間違いなく診断できる．

突然発症で三角筋の筋力低下をきたしていることから，近位型の頸椎症性筋萎縮症（cervical spondylotic amyotrophy：CSA），isolated shoulder palsy をきたす脳梗塞の2つが診断として考えられる．針筋電図の動員パターンからこの両者は容易に鑑別できる[2]．本例はこの針筋電図所見から，近位型の CSA と診断された．

【文献】
1) 園生雅弘：神経原性変化と筋原性変化（レベル診断）．神経内科 65：128-138，2006.
2) Kanbayashi T, Hokkoku K, Hatanaka Y, et al：Isolated shoulder palsy diagnosed from needle EMG and an associated movement. Neurol Sci 36：1527-1529, 2015.

解答　3

問題091　表面筋電図の臨床応用

図は，脳卒中患者の下肢筋からの表面筋電図記録である．検者が足関節を背屈伸展し，保持したところ，下記のような電位が記録された．これは何か．

① チック
② バリズム
③ クローヌス
④ 痙攣発作
⑤ 振　戦

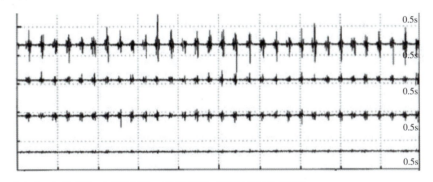

上から，ヒラメ筋，内側腓腹筋，外側腓腹筋，前脛骨筋からの記録．
表示スケール：500 ms/div，500 μV/div

解　説　医★★☆技★★★

表面筋電図の問題で検査技師の正解率が低い問題だった．表面筋電図は不随意運動の診断で用いられるが，検査技師が直接検査を施行している施設が少ないと思われ，技術・知識の不足もあり正解率が低かったと思われる．

脳卒中患者は痙性麻痺と深部腱反射の亢進，筋トーヌス亢進を伴う上位運動ニューロン障害（錐体路障害）である．今回の問題では検者が足関節を背屈伸展・保持したことで，患者は深部腱反射が亢進している状態のため，下肢筋にクローヌスを生じたと考えられる．

• クローヌス

クローヌスとは上位運動ニューロン障害（錐体路障害）で多くみられ，筋や腱を伸張した際，

規則的・律動的に筋収縮が反復する不随意運動で筋肉が収縮と伸展を繰り返す．そのため表面筋電図では図のような規則的な群化放電が記録される．

- **振　戦**

　パーキンソン病や多発性硬化症でみられる振戦の群化放電の特徴は，律動性と相反性であり，図の波形では律動的であるが同期性がみられるため振戦とは考えにくい[1]．

- **バリズム**

　バリズムは，視床下核に病巣を持ち，間断なく続く四肢を投げ出し振り回すような動きと，手足関節の屈伸，回内外運動とが繰り返される不随意運動である[1]．脳出血などで一側の上下肢に起こり0.5〜2 Hzで律動的な群化放電を示すが，足関節の背屈伸展をさせた場合に起こることとは関係がない．

- **痙攣発作**

　痙攣発作も様々な症状を示し，脳卒中患者でも起こす可能性があるが，これも今回の問題の足関節の背屈伸展とは関係がない．

　以上のことから，上位運動ニューロン障害で多くみられ腱反射も亢進していることから，図の波形はクローヌスが正解である．

【文献】
1) 廣瀬和彦：筋電図判読テキスト．文光堂，東京，180-199，1992．

解答　3

問題092　単一筋線維筋電図の概要

眼筋型MGが疑われた患者の前頭筋での随意収縮単線維筋電図で図のような波形が得られた。MCD 59 μs，MSD 34 μsであった。正しいのはどれか。

① 神経筋伝達障害であり異常である。
② trendであり正常である。
③ trendであり異常である。
④ VRF jitterであり正常である。
⑤ VRF jitterであり異常である。

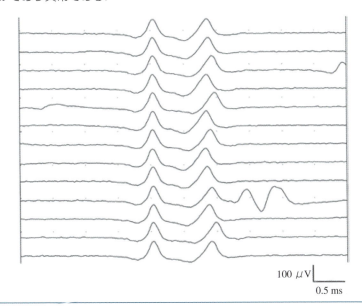

解　説　　医★★★技★★★

単線維筋電図（single fiber electromyography：SFEMG）の問題である。SFEMGには，随意収縮SFEMG（v-SFEMG）と，軸索刺激SFEMG（s-SFEMG）があり，それぞれ特徴があるが，いずれも固有のpitfallがある[1]。v-SFEMGにおいては，VRF（velocity recovery function）jitterが最も注意すべきpitfallとなる。SFEMGのjitter現象は，MCD（mean consecutive difference）というパラメータで評価される。これは，一つの電位ペアの2つの単線維活動電位の間隔（interpeak interval：IPI）について，隣接する2回の発火での差をとり，それを50回などの連続する発火について平均したものである（図1）。v-SFEMGでの個々の電位ペアのMCDの正常上限は，前頭筋では45 μsないし52 μs[1〜3]程度とされる。本

例のMCD＝59 μsはしたがって異常である。

ここで，筋線維の伝導速度はその直前の発火からの経過時間（interdischarge interval：IDI）に影響される。この様式をVRFという。生理的な発火間隔付近では，IDIが長いと伝導速度は遅くなる。このためにIDIが長いとIPIも長いという形になることが多い。VRFによるIPIの変動が大きいときに，そのままMCDを計算するとMCD値が増大してしまう。この場合に，IDIの順に発火をソートし，その隣接発火間のIPIの差からMCD同様の計算を行ったパラメータ，mean sorted difference（MSD）は正常となる（図1）。MSDの正常値はMCDと同じと想定してよく，本例でのMSD＝34 μsは正常である。このように，MCD増大MSD正常となる場合はVRF jitterであって，神経筋接合部機能としては正常と診断される。VRF jitterは，IPIが長い場

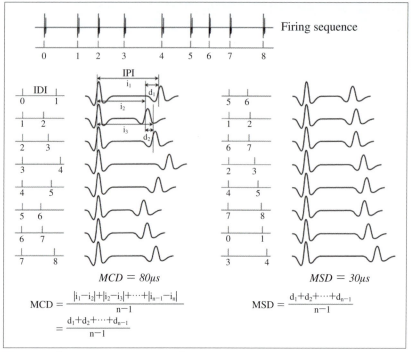

図1　VRF（velocity recovery function）jitter
VRF jitterv では MCD は高値だが MSD は正常となる．
（文献1）より改変）

合，IDI の変動が大きい場合に起こりやすい．
　一方，発火継続中に IPI が連続的に変化していくのを trend という．この場合は MCD 正常，MSD 異常となるが，やはり神経筋接合部機能としては正常である．

【文献】
1) 園生雅弘：単線維筋電図（SFEMG）．Clinical Neuroscience 34：30-34，2016.
2) Kokubun N, Sonoo M, Imai T, et al：Reference values for voluntary and stimulated single-fiber EMG using concentric needle electrodes：A multi-center prospective study. Clin Neurophysiol 123：613-620, 2012.
3) Sonoo M, Kokubun N, Imai T, et al：Reply to "Reference values in concentric needle electrode studies". Clin Neurophysiol 124：1256-1258, 2013.

解答　4

問題093　刺激と運動アーチファクトと除去対策

刺激アーチファクトを減らすのに有効でないのはどれか．
① 刺激の持続時間を長くする．
② 検査前に皮膚をアルコールなどで拭く．
③ 電極用ペーストを使用する．
④ 接地電極を刺激電極と記録電極の間に配置する．
⑤ 刺激電極の陽極側を回転させる．

解　説　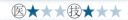

・アーチファクト対策の重要性

神経伝導検査において，交流や筋電図の混入，刺激アーチファクトなど種々のアーチファクト対策はとても重要である．刺激アーチファクトは刺激電流によるアーチファクトであるが，刺激アーチファクトが強いと，記録の開始部分が振り切れる，または記録全体が大きく傾いてしまうということが起こる．特に感覚神経伝導検査で問題となることが多く，刺激アーチファクトにより，遠位潜時や活動電位振幅といった重要なパラメータを正確に評価できなくなり，ひどいときには目的の電位を全く評価できなくなってしまうため，刺激アーチファクトへの対策は，神経伝導検査の技術の基本である．アーチファクト対策の詳細は，モノグラフにまとめてあるので，ご参照いただきたい[1]．

・アーチファクト対策の実際

検査前に皮膚をアルコールなどで拭く，電極用ペーストを使用することにより，皮膚と電極の接触インピーダンスを下げることができるので，刺激アーチファクトを減じることができる．また接地電極は刺激電極と記録電極の間に配置することで刺激アーチファクトを減らすことができるが，水で濡らして使用するタイプのアースでは，刺激や記録の電極とアースが水分で短絡してしまわないように注意する必要がある．また，電極やその接続状態に問題がなくても基線を斜めにするような刺激アーチファクトが残存する場合がある．ゲインを上げる必要がある感覚神経で最も問題となるが，運動神経でも，脛骨神経（足首部刺激），橈骨神経（前腕部）で生じる場合がある．その場合，刺激電極の陰極を中心に陽極側を回転させることで刺激アーチファクトを減らすことができるので，知っておくと役立つことが多い．刺激の持続時間を長くしても刺激アーチファクトを減らすのには有効ではなく，かえって刺激アーチファクトは増大することが多い．

【文献】
1) 東原真奈，園生雅弘：神経伝導検査の技術的ポイントとpitfall．日本臨床神経日本生理学会　筋・末梢神経電気診断技術向上委員会　認定委員会（編）：モノグラフ　神経筋電気診断を基礎から学ぶ人のために．日本臨床神経生理学会，東京，23-34，2013．

解答　1

問題 094　刺激と運動アーチファクトと除去対策

運動神経伝導検査について正しいのはどれか.
① 接地電極は刺激電極より近位部に設置する.
② 筋腹上の 2 点での双極導出法で記録する.
③ 低域遮断フィルターは 50 Hz 以上に設定する.
④ 交流アーチファクトの防止にハムフィルター使用が推奨される.
⑤ 複合筋活動電位(CMAP)の立ち上がりが陽性になった場合は導出電極位置の変更を試みる.

解　説　　医★★★技★★

以下，選択肢ごとに説明を加える.

① ×　接地電極は刺激電極と記録電極の間に設置するのが原則である．運動神経伝導検査では，刺激電極が近位に，記録電極が遠位に位置する．そのため一般に接地電極は刺激電極よりも遠位部に設置することになる．

② ×　探査電極(＝関電極)を筋腹におき，基準電極(＝不関電極)を腱上におく belly-tendon 法[1]で複合筋活動電位(compound muscle action potential：CMAP)を記録する．

③ ×　運動神経伝導検査の典型的な周波数設定は，低周波フィルターが 2〜10 Hz，高周波フィルターが 3〜10 kHz である[2]．低域遮断(＝低周波)フィルターを下げすぎると基線が不安定になり，高くすると記録される波形は持続時間が短い急峻な波形となる[2]．したがって，低域遮断フィルターを 50 Hz 以上にすると，CMAP は持続時間が短い急峻な波形になってしまう．なお，高域遮断(＝高周波)フィルターを下げると高周波成分を有する波形が正しく記録されなくなり，上げすぎると背景にある雑音が不必要に記録されてしまう．

④ ×　上述の周波数帯域でもわかるように，CMAP の含有する周波数には 50 Hz，60 Hz が含まれる．ハムフィルターでその周波数帯域を遮断すると波形に影響が出るためハムフィルターの使用は推奨されない．

⑤ ○　CMAP の立ち上がりは，motor point 上に探査電極(＝関電極)が設置されている場合，陰性(＝基線から上向き)にふれてくる．もしも陽性(＝基線から下向き)になった場合，motor point 上に設置されていないと考えられるので，位置を変更し，陰性に触れる位置を探して設置する[1]．

【文献】
1) 三澤園子，馬場正之：神経伝導検査：原理と基本. 日本臨床神経生理学会　筋・末梢神経電気診断技術向上委員会　認定委員会(編). モノグラフ　神経筋電気診断を基礎から学ぶ人のために. 日本臨床神経生理学会，東京，7-12，2013.
2) 正門由久：筋電図検査に必要な ME 基礎知識. 日本臨床神経生理学会　筋・末梢神経電気診断技術向上委員会　認定委員会(編). モノグラフ　神経筋電気診断を基礎から学ぶ人のために. 日本臨床神経生理学会，東京，81-87，2013.

解答　5

問題095　刺激と運動アーチファクトと除去対策

母指の筋力低下を訴えた患者で施行された，正中神経運動神経伝導検査の波形を示す．Aは初心者の施行したもの，Bは熟練検者が何かに注意してやり直した結果である．熟練検者が払った注意はどれか．

① 手首刺激を最大上刺激にする．
② 肘刺激を最大上刺激にする．
③ 手首刺激が強すぎないようにする．
④ 肘刺激が強すぎないようにする．
⑤ 肘刺激時にcollision法を行う．

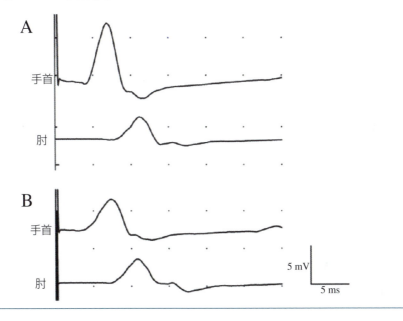

解　説　　医★☆☆☆ 技★★★☆

　これは，臨床神経生理学に掲載された刺激の波及（current spread）に関する総説[1]でも呈示した例である（文献1）図3参照）．

　正中神経の運動神経伝導検査（motor nerve conduction study：MCS）では，記録電極の探査電極（活性電極，G1）は母指球の短母指外転筋（abductor pollicis brevis：APB）上におかれる．ここで尺骨神経は母指内転筋や短母指屈筋（深頭）などの母指球内の筋も支配しているために，正中神経MCSにおいて尺骨神経に刺激が波及（spread）すると，記録される複合筋活動電位（compound muscle action potential：CMAP）に尺骨神経支配の筋のCMAPが加わるために，CMAPが増大してしまう．正中神経の手関節部刺激では，特に痩せた女性などでは，刺激強度30 mA（持続時間 0.2 ms）前後から尺骨神経へのspreadが起こり得る．したがって，不必要に刺激を上げていくと，spreadが起こって，手関節部刺激CMAPが見かけ上増大する．肘部ではspreadは起こらないので，肘刺激CMAPが手首刺激CMAPよりも小さくなって，伝導ブロックがあると間違えてしまう．

　本例は，最初のAが初心者の施行した波形で，このspreadが起こったものであり（手関節刺激は 0.2 ms 100 mA），伝導ブロックありと判断されていた．Bと図1が熟練検者がやり直したものであり，手関節刺激は 0.2 ms 30 mAで最終記録されている．本例は原因不明の軸索性の多発性単ニューロパチーであり，障害されている正中神経は閾値が高く，最大上刺激を得るの

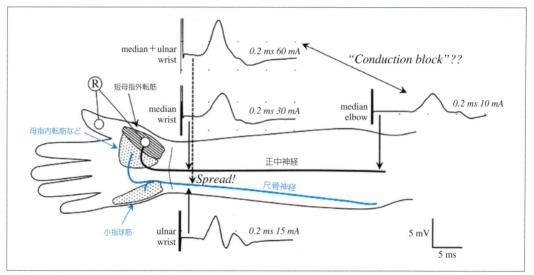

図1 熟練検者の再検査波形解説

に30 mAが必要であった．一方尺骨神経は障害されておらず閾値は正常であった．これがこの刺激の波及のpitfallが容易に起こってしまった最大の理由である．

【文献】
1) 園生雅弘：神経伝導検査における刺激の波及(current spread)現象．臨床神経生理学 42：21-30, 2014.

解答　3

問題096　神経伝導速度に影響する生理的要因

神経伝導検査における温度管理について正しいのはどれか．
① 皮膚温は腋窩体温で代用できる．
② 皮膚温が低い場合は伝導速度を係数補正する．
③ 皮膚温が下がると，伝導速度は速くなる．
④ 皮膚温の基準値は上肢が下肢より高い．
⑤ 皮膚を温める機器として赤外線ランプは適さない．

解説

以下，選択肢ごとに説明を追加する．

① ✕　皮膚温は上肢や下肢の温度を測定して用いる．従来上肢は前腕中央で，下肢は下腿中央で測定されることが多かったが，一般に最も冷たくなりやすいのは遠位部であることから，上肢は手掌[1,2]で，下肢は外踝[2]で測定することが推奨されている．もし遠位部が冷たいと遠位潜時が延長し，それが異常と誤診される恐れがある．

② ✕　皮膚温が低い場合は温める手段を講じ，後述するような基準に達してから検査する．計算式を用いて伝導速度を補正する方法は，患者を温めるよりも簡便と思われるかもしれないが，補正式が個々のケースや病的神経にどの程度あてはまるかには確証がないため，推奨されない[1]．

③ ✕　皮膚温が下がると伝導速度は遅くなる．温度が1℃低下するごとに伝導速度は運動神経では1.1〜2.4 m/s低下し，感覚神経では1.1〜2.3 m/s低下するとされる[3]．なお，CMAP振幅，持続時間および面積は，皮膚温が下がると増大する[1]．

④ ○　一般的に上肢は32〜33℃以上，下肢は30〜31℃以上などといった基準が用いられている[1]．ヨーロッパ神経学会のCIDP診断基準では，上肢は手掌で33℃，下肢は外踝で30℃以上という基準が示されている[2]．

⑤ ✕　皮膚を温める手段として，温浴，蒸しタオル，ドライヤーや赤外線ランプなどが用いられている．温浴，蒸しタオルなどは，水気による気化熱で皮膚温が下がる[1]のでしっかり水気をとることが大切である[1]．また，皮膚温は四肢遠位部に分布する細小血管が開くかどうかにかかっているので，全身が冷えている場合にはタオルケットや毛布をかけることで全身を温めるなどの工夫が必要である[1]．

【文献】

1) 東原真奈，園生雅弘：神経伝導検査の技術的ポイントとpitfall．日本臨床神経生理学会　筋・末梢神経電気診断技術向上委員会　認定委員会（編）．モノグラフ　神経筋電気診断を基礎から学ぶ人のために．日本臨床神経生理学会，東京，23-34，2013．
2) Hughes RA, Bouche P, Cornblath DR, et al：European Federation of Neurological Societies/Peripheral Nerve Society guideline on management of chronic inflammatory demyelinating polyradiculoneuropathy：report of a joint task force of the European Federation of Neurological Societies and the Peripheral Nerve Society. Eur J Neurol 13：326-332, 2006.
3) Oh SJ：Physiological factors affecting nerve conduction. In Oh SJ（eds）. Clinical Electromyography：Nerve Conduction Studies. 3rd ed, Lippincott Williams & Wilkins, Philadelphia, 327-344, 2002.

解答　4

問題 097　CMAP 波形のパラメータと各々の臨床的意味

手関節部刺激・短母指外転筋記録で得られた CMAP の持続時間が延長している場合に考えられるのはどれか．2 つ選べ．

① 皮膚温低下
② 軸索性末梢神経障害
③ 脱髄性末梢神経障害
④ ベッカー型筋ジストロフィー
⑤ 重症筋無力症

解説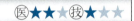

正常人においても神経線維間に伝導速度のばらつきがあるため，複合筋活動伝位（compound muscle action potential：CMAP）の早期部分は速い運動線維支配の筋活動電位を，また遅い成分は遅い線維からの筋活動電位を反映する．そのため，CMAP の持続時間は運動線維間の伝導速度のばらつき，あるいはその結果としての潜時のばらつきを反映する．

・皮膚温低下

日常検査でみられる程度の皮膚温低下が神経伝導検査に及ぼす影響として，伝導速度の低下や筋・神経活動電位の振幅増大がよく知られている．その理由としては電位依存性 Na^+ チャネルの開口の遅延による伝導遅延ならびにチャネル不活性化の遅延による活動電位の持続時間の延長がある．また，もう一つの考えられる理由として，温度を 10℃ 変化させたときの伝導速度の変化を Q10（温度係数）とよび，伝導速度の異なる線維においても Q10 はほぼ一定である．低温において伝導の速い線維も遅い線維も Q10 の比率で伝導遅延が生じるが，低温の場合，線維間の潜時差がより著明になることから CMAP 持続時間が延長する[1]．

・脱髄性末梢神経障害

神経伝導検査で遠位部刺激に比較して近位部刺激により CMAP 持続時間が異常に延長する現象は時間的分散として認識され，脱髄の程度が線維ごとに異なること（多くは後天性脱髄）を示唆する所見である．正中神経の運動神経伝導検査を例にとると通常手首が最遠位部の刺激部位となるが，その刺激部位よりも末梢において脱髄があれば同様に時間的分散が認められるため，持続時間が延長する．その場合，比較対象がないが正常値と比較することで判断を行い，延長すれば脱髄性末梢神経障害を疑う[2]．

・その他の疾患

CMAP の持続時間延長は末梢神経由来のみではない．筋活動電位の伝導速度が低下すれば同様の所見が得られ，重症疾患ミオパチー（critical illness myopathy）での報告がある[3]．

【文献】

1) Denys EH：AAEM minimonograph #14：The influence of temperature in clinical neurophysiology. Muscle Nerve 14：795-811, 1991.
2) Isose S, Kuwabara S, Kokubun N, et al, Tokyo Metropolitan Neuromuscular Electrodiagnosis Study Group：Utility of the distal compound muscle action potential duration for diagnosis of demyelinating neuropathies. J Peripher Nerv Syst 14：151-158, 2009.
3) Goodman BP, Harper CM, Boon AJ：Prolonged compound muscle action potential duration in critical illness myopathy. Muscle Nerve 40：1040-1042, 2009.

解答　1, 3

問題 098　CMAP 波形のパラメータと各々の臨床的意味

運動神経伝導検査において，表示感度を変えたときに最も影響を受ける CMAP のパラメータはどれか．

① 立ち上がり潜時
② 頂点潜時
③ 頂点間振幅
④ 陰性波振幅
⑤ 陰性波面積

解　説

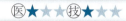

神経伝導検査において，得られた活動電位が小さい場合に表示感度（表示ゲイン）を上げて（拡大）記録し，マーカーをつけることは日常の検査においてよく行われている．しかし，表示感度を変えることで影響を受けるパラメータがあることは知っておく必要がある．図1を参照いただきたい．正中神経（短母指外転筋記録）から得られた複合筋活動電位（compound muscle action potential：CMAP）であるが，上段は 10 mV/div，下段は 1 mV/div の表示感度でマーカーをつけたものであるが，立ち上がり潜時はそれぞれ 3.0 ms，2.7 ms であり，表示感度を変えただけで 0.3 ms もの違いが生じている．頂点潜時，頂点間振幅，陰性波振幅は表示感度の違いによる影響を受けず，陰性波面積もほとんど影響を受けない．このような表示感度の違いによる影響は，手根管症候群など遠位潜時の評価が診断に重要な場合，正常値を構築するときや，同一患者における経過フォロー，左右を比較するときなどには念頭においておかねばならない．

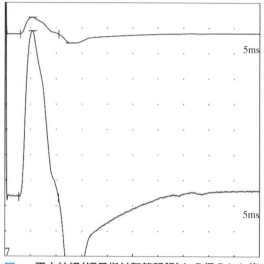

図1　正中神経（短母指外転筋記録）から得られた複合筋活動電位（CMAP）

解答　1

問題099　神経走行異常とCMAP波形

尺骨神経を手首，肘下，肘上で刺激し，小指外転筋（ADM）および第一背側骨間筋（FDI）より導出したCMAPを示す．考えられるのはどれか．

① ギヨン管症候群
② 肘部尺骨神経障害
③ 手根管症候群
④ Martin-Grüber吻合
⑤ Charcot-Marie-Tooth病

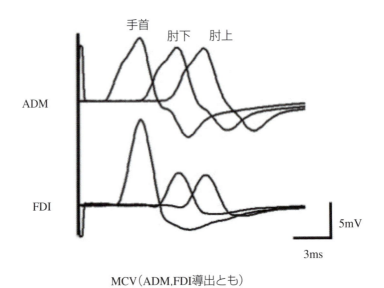

MCV（ADM,FDI導出とも）
手首－肘下：62m/s
肘下－肘上：58m/s

解説　医★★☆　技★★★

・波形の解釈

波形は，尺骨神経を手首，肘下，肘上の3点で刺激し，小指外転筋（abductor digiti minimi：ADM）と第一背側骨間筋（first dorsal interosseous：FDI）よりCMAPを同時記録したものである．

FDI導出では，手首のCMAPに比べ肘下CMAPの振幅低下がみられ，前腕部での伝導ブロックを疑わせる．肘下と肘上の間には伝導ブロックはない．しかし同時に記録したADM導出では同部位に伝導ブロックの所見はみられない．運動遠位潜時や伝導速度はいずれも正常である．尺骨神経のうちFDIを支配する運動神経線維のみが伝導ブロックを起こすことは極めてまれと考えられる．

・Martin-Grüber吻合とは

Martin-Grüber吻合は，前腕部での正中神経から尺骨神経への吻合枝で，正常者の15〜30％程度で見られる．その吻合枝は尺骨神経支配のFDI，ADM，母指内転筋にいたるが，FDIを支配することが最も多い．手首刺激では，通常の尺骨神経と吻合枝の両者の運動神経線維が刺激されるが，肘部では吻合枝の運動神経線維は刺激されないため，あたかも手首-肘下の伝導ブロックのような振幅低下がみられる[1]．吻合枝が小指外転筋に至る場合はADM導出で前腕部

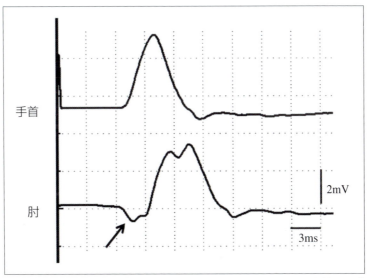

図1 Martin-Grüber 吻合に加え手根管症候群があるときの正中神経伝導検査（短母指外転筋導出）

の伝導ブロック様の振幅低下がみられる．

- **伝導ブロック様所見の解釈**

伝導ブロックと思われる振幅低下の所見がみられたとき，それが真の伝導ブロックか否かを確認するためには導出筋の筋力をみるとよい．伝導ブロックであれば，その程度に応じて必ず導出筋の筋力低下がみられる．筋力が正常のときは真の伝導ブロック以外の要因を考える必要がある．

- **手根管症候群と Martin-Grüber 吻合**

Martin-Grüber 吻合があると，短母指外転筋導出の正中神経伝導検査では，肘部の CMAP が手首の CMAP に比べて大きくなったり，肘部の CMAP の"立ち上がり"が陽性（下向き）になることが多い[2]が，正常ではわかりにくいときもある．手根管症候群が併存すると，手根管を通過しない吻合枝は伝導遅延を起こさないため，肘刺激の CMAP に明瞭な陽性波が出現する（図1中の矢印）．

- **他の選択肢について**

①ギヨン管症候群は，尺骨神経の手首での絞扼により生じるため遠位潜時の延長や遠位の CMAP の振幅の低下がみられるが，前腕部での伝導ブロックはみられない．
②肘部尺骨神経障害では肘上と肘下の間で伝導ブロックと伝導遅延がみられる．
③手根管症候群は正中神経の手首での絞扼で，尺骨神経の伝導は正常である．
⑤Charcot-Marie-Tooth 病では原則として伝導ブロックは認められない．脱髄型の CMT1 では運動遠位潜時の著しい延長と MCV の均一な低下（38 ms 以下）が特徴である．

【文献】
1) Preston DC, Shapiro BE：Anomalous Innervation. Electromyography and Neuromuscular Disorders：Clinical-Electrophysiologic Correlation. 3rd ed, 62–70, 2013.
2) Oh SJ：Anomalous Innervation. Clinical electromyography：Nerve conduction studies. 3rd ed, 345–364, 2003.

解答　4

問題100　SNAP波形のパラメータと生理的時間的分散

SNAPについて正しいのはどれか．
① 軸索性の末梢神経障害では，振幅はあまり変化しない．
② 皮膚温が低下すると振幅は大きくなる．
③ 振幅は刺激電極と記録電極の距離が長くなると増大する．
④ 持続時間はCMAPより長い．
⑤ 高度の脱髄性末梢神経障害において，誘発波形が消失することはない．

解説　医★★★　技★★★

　神経伝導検査は，末梢神経を外部から刺激することによって誘発される波形（活動電位）を記録し，得られた波形から神経の状態を評価する検査である．運動神経伝導検査では複合筋活動電位（compound muscle action potential：CMAP）を記録し，感覚神経伝導検査では，感覚神経活動電位（sensory nerve action potential：SNAP）を記録している．

　CMAPおよびSNAPのどちらも多数の神経線維を同時に刺激し，その結果得られる複合電位を記録している．すなわち個々の神経刺激によって生ずる活動電位の総和を計測している．したがって波形は伝導可能な神経の数と個々の神経線維の伝導時間の時間的なずれ（時間的分散：temporal dispersion）に影響される[1]．

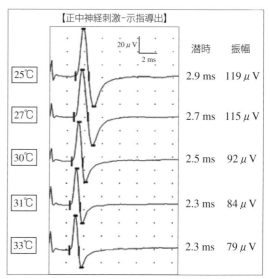

図1　皮膚温によるSNAPの変化
（文献3）より改変）

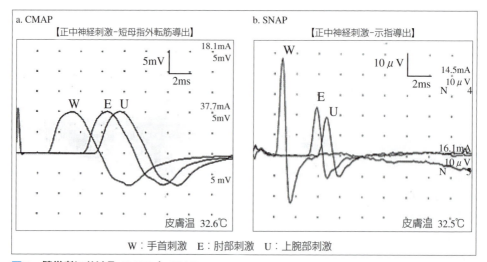

図2　健常者におけるCMAPとSNAP
　a．CMAPは手首，肘部，上腕部のいずれの刺激部位においても，ほぼ同じ波形である．b．SNAPは肘部，上腕部と刺激―導出間の距離が長くなる程，振幅が低下する．

SNAPを構成する個々の神経活動電位は持続時間が短いので，時間的分散が増加するとSNAPは容易に振幅低下を示し，消失することも少なくない．したがってSNAP消失には軸索障害による神経線維数の減少によることも，脱髄性変化による神経伝導速度のばらつきの増大によることもある[2]．

設問をみると，

「①軸索性の末梢神経障害では，振幅はあまり変化しない．」は誤りで，軸索障害により伝導可能な神経線維の総数が減少するため振幅は低下する．

「②皮膚温が低下すると振幅は大きくなる．」は正解である．皮膚温の低下とともにSNAPの潜時遅延，振幅の増大を認める(図1)．

「③振幅は刺激電極と記録電極の距離が長くなると増大する．」は誤りで，距離が長くなると時間的分散が大きくなるため振幅は低下する(図2)．

「④持続時間はCMAPより長い．」も誤りである．SNAPが感覚神経の電位を記録しているのに対し，CMAPは筋からの電位を記録しており，筋からの活動電位のほうが大きく持続時間も長い(図2)．

「⑤高度の脱髄性末梢神経障害において，誘発波形が消失することはない．」も誤りであり，高度の脱髄によって時間的分散が増加しSNAPが消失することを経験する．

【文献】
1) 木村　淳，幸原伸夫：神経伝導検査と筋電図検査の原理と実際．第39回日本臨床神経生理学会技術講習会テキスト：201-218，2002．
2) 小森哲夫：明日からできる正しい神経伝導検査(波形判読と臨床)．第48回日本臨床神経生理学会技術講習会テキスト：37-48，2011．
3) 坂下文康：「こんな時どうする？」神経伝導検査で検査前に手足の温度が低かったら？　Medical Technology 39：92-93，2011．

解答　2

問題101　SNAP波形のパラメータと生理的時間的分散

感覚神経伝導検査について，正しいのはどれか．2つ選べ．
① 探査電極と基準電極間の距離はSNAP振幅に影響する．
② 逆行性記録は順行性記録よりもSNAP振幅が小さい．
③ 感覚線維は運動線維より刺激閾値が高い．
④ SNAPはCMAPより時間的分散の影響を受けやすい．
⑤ 順行性記録はCMAP混入の影響を受けやすい．

解説　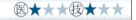

感覚神経伝導検査の問題である．
以下，選択肢ごとに説明を加える．
①探査電極と基準電極の距離が離れるとSNAP振幅は増大する．
②逆行性記録は表層を走る指神経から，順行性記録は深部を走る混合神経からの記録となる．そのため，表面電極による逆行性記録時のSNAP振幅は順行性記録時のものと比較し大きくなる．
③感覚線維は運動線維より閾値が低い(強さ・時間曲線の時定数が，感覚神経軸索で運動神経軸索より延長しており，興奮性が高いことに基づく)．
④感覚神経活動電位(sensory nerve action potential：SNAP)は複合筋活動電位(compound muscle action potential：CMAP)よりも活動電位の持続

時間が短いため，時間的分散による位相の相殺の影響を受けやすい．
⑤逆行性記録では，同時に運動神経も刺激されるため，感覚電位に筋電位が重なる．特に尺骨神経の検査時に問題になることが多い．

【参考文献】
・木村　淳，幸原伸夫：神経伝導検査と筋電図検査を学ぶ人のために．第2版，医学書院，東京，2010．
・Mogyoros I, Kiernan MC, Burke D：Strength-duration properties of human peripheral nerve. Brain 119：439-447, 1996.

解答　**1, 4**

問題 102　主な運動および感覚神経伝導検査の刺激・導出部位

正中神経伝導検査について正しいのはどれか．
① 刺激強度が強すぎると，近接する神経に刺激が波及する．
② 運動点に記録電極をおくとCMAPは陽性のふれから始まる．
③ CMAPの遠位潜時には筋興奮収縮連関に要する時間が含まれる．
④ 加算平均法では加算回数の2乗に比例してSNAPのS/N比が改善する．
⑤ 最大上刺激では手首刺激と肘刺激のSNAP振幅はほぼ一定である．

解説　医★★★技★★★

以下，選択肢ごとに説明を加える．
① ○　刺激強度が強すぎると，疼痛が強くなるのみならず，近接する神経に電気刺激が波及する(current spread)[1,2]．このため，標的としている被検筋以外が興奮し，その活動電位が容積伝導によって本来の被検筋上の電極から記録されうる．したがって，電気刺激の広がりを筋収縮の動きで確認する必要がある[1]．一般に，複合筋活動電位(compound muscle action potential：CMAP)の記録には最大上刺激(最大刺激の20％上：supramaximal stimulation)を，感覚神経活動電位(sensory nerve action potential：SNAP)の記録は最大刺激(すべての大径神経線維が発火する最低強度)を用いる[1]．
② ×　神経筋接合部が集中している部位を運動点とよび，筋細胞膜の脱分極は運動点から伝播する．脱分極した細胞膜では膜電位の極性が静止時と逆転し，細胞外が陰性となる．このため，表面電極で記録された運動点の活動電位は初めに脱分極に対応して陰性にふれ，その後は再分極に対応して陽性にふれる．したがって，belly-tendon法によって記録電極が正確に運動点直上に設置されていると，CMAPは陰性-陽性の二相性になる．もしCMAPが陽性-陰性-陽性の三相性になる場合には，記録電極が運動点からずれている可能性があるので電極の位置を見直す必要がある[2,3]．
③ ×　興奮収縮連関とは筋活動電位が発生してから，筋収縮が起こるまでの機構である[2]．一方，遠位潜時とは末梢神経が刺激されてから被検筋の筋活動電位が発生するまでの時間である[2,4]．したがって，遠位潜時は興奮収縮連関に要する時間に含まれない．
④ ×　加算平均法では，加算回数の平方根に比例してS/N比が改善する[2,3]．例えば，16回加算平均を行うと，信号がノイズの4倍導出しやすくなる．SNAPだけでなく，誘発電位の記録でも用いられる手法である．
⑤ ×　SNAPやCMAPは記録電極下で生じている電位変化の総和であるが，SNAPは神経線

維の活動電位であるため，筋線維の活動電位であるCMAPよりも持続時間が短い．また，CMAPが陰性-陽性の二相性波形であるのに対して，SNAPは基本的に陽性 陰性-陽性の三相波である．したがって，SNAPはCMAPに比べて，個々の神経線維ごとの伝導時間のばらつき（時間的分散）による位相の相殺（phase cancellation）の影響を受けやすい[2,4]．このため，生理的な状態であっても，手指から記録する正中神経の逆行性SNAPは手首刺激よりも肘刺激のほうが小さくなる．

【文献】
1) 東原真奈, 園生雅弘：神経伝導検査の技術的ポイントとpitfall．日本臨床神経生理学会 筋・末梢神経電気診断技術向上委員会 認定委員会（編）．モノグラフ 神経筋電気診断を基礎から学ぶ人のために．日本臨床神経生理学会，東京，23-34，2013．
2) 木村 淳, 幸原伸夫：神経伝導検査と筋電図を学ぶ人のために．第2版，医学書院，東京，15-19，32-33，65-67，69-71，108-109，2010．
3) 松浦雅人：臨床神経生理検査の実際．新興医学出版社，東京，17，241，2007．
4) Kimura J：Electrodiagnosis in Deseases of Nerve and Muscle, Principles and Practice. 4th ed. Oxford university press, New York, 78-80, 288-290, 2013.

解答　1

問題103　主な運動および感覚神経伝導検査の刺激・導出部位

神経伝導検査の刺激部位と神経の組合せで正しいのはどれか．
① 内側前腕皮神経―手関節部
② 外側前腕皮神経―肘部
③ 浅橈骨神経―手掌部
④ 浅腓骨神経―膝窩部
⑤ 伏在神経―鼠径部

解説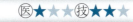

神経伝導検査（nerve conduction studies：NCS）における感覚神経伝導検査（sensory nerve conduction study：SCS）は，神経幹を刺激して同一神経幹上より神経活動電位を導出する検査であり，その方法には順行法と逆行法がある．順行法と逆行法は，通常，目的や神経走行に応じて使い分けられるが，本設問の選択肢の神経における感覚神経伝導検査では，逆行法が用いられている．内側前腕皮神経は，第8頸神経（C8）および第1胸神経（T1）根に由来する下神経幹から内側神経束を経由して尺骨神経と平行して走行[1]し，上腕遠位にて分枝した後，尺骨神経溝および肘部管を通過することなく下行して，前腕掌側面尺側の知覚を支配する神経である[2]．逆行性感覚神経伝導検査では，上腕にて内側上顆近位部で腕動脈の内側を刺激して，前腕掌側面尺側より活動電位を導出する．外側前腕皮神経は，筋皮神経の知覚枝であり，肘関節部の上腕二頭筋腱外縁にて表在性となり前腕掌側面外側の知覚を支配する[2]．逆行性感覚神経伝導検査では，肘部にて上腕二頭筋腱の外側を刺激して，前腕掌側面外側より活動電位を導出する．浅橈骨神経は，橈骨神経が上腕を後方から外側へ回り込むようにして下行した後，上腕の外側上顆前方にて分枝する感覚神経であり，前腕遠位にて表在性となり手背橈側および指の背側の知覚を支配する．逆行性感覚神経伝導検査では，前腕遠位部にて橈骨外側縁を刺激して，解剖学

的嗅ぎタバコ入れ尺側の長母指伸筋腱上の神経枝より活動電位を導出する[3]．浅腓骨神経は，総腓骨神経が腓骨頭下部で分かれた後，下腿遠位1/3付近で内側と中間の足背皮神経に分かれ，下腿外側から足背の知覚を支配する神経である[2]．逆行性感覚神経伝導検査では，下腿遠位部前外側にて刺激して，外踝の内側より活動電位を導出する．伏在神経は，大腿神経より分枝する知覚枝であり，大腿動静脈とともに大腿内側へ向けて下行して内転筋管へ入った後，皮下に出て膝内側および下腿内側に分布して，これらの部位の知覚を支配する[4]．逆行性感覚神経伝導検査では，下腿内側の脛骨内縁深部で脛骨と腓腹筋との間を刺激して，内踝の前方より活動電位を導出する[5]．以上より，本設問の選択肢にある神経における逆行性感覚神経伝導検査の刺激部位として適切であるのは，外側前腕皮神経の肘部での刺激となる．

【文献】
1) 上羽康夫：手―その機能と解剖．金芳堂，京都，196-197，1999．
2) Ma DM, Liveson JA（著），栢森良二（訳）：神経伝導検査ハンドブック．西村書店，新潟，73，172，262，1992．
3) 山内孝治：上肢神経伝導検査．日本臨床衛生検査技師会（監）．JAMT技術教本シリーズ　神経生理技術教本　神経伝導検査．じほう，東京，172-174，2015．
4) 廣谷速人：しびれ痛み　末梢神経絞扼障害．金原出版，東京，134-136，1997．
5) SHIN J. OH（著），白井康正（監訳）：筋電図実践マニュアル．医学書院MYW，東京，173-174，1996．

解答　2

問題104　脱髄および軸索変性疾患の伝導速度と誘発電位波形

CIDPの脱髄を示唆する電気診断基準として誤りはどれか．
① 運動神経伝導速度が正常下限の70％以下に低下する．
② 伝導ブロックがみられる．
③ 時間的分散の増大を認める．
④ 遠位潜時は正常である．
⑤ F波潜時の延長を認める．

解説

慢性炎症性脱髄性多発根ニューロパチー（chronic inflammatory demyelinating polyradiculoneuropathy：CIDP）は典型的には，四肢対称性，びまん性に起こる筋力低下や感覚障害が，2ヶ月以上にわたり緩徐進行性，あるいは段階性，再発性の経過をたどる後天性の免疫介在性脱髄性ニューロパチーである．CIDPは多彩な臨床像を示し，多くの診断基準が提案されてきたが，現在はEFNS/PNS（European Federation of Neurological Societies/Peripheral Nerve Society）の診断基準が標準的に用いられており，電気診断基準も脱髄を示唆する基準（definite，probable，possible）として掲載されている（表1）．この基準の特徴は，従来からの遠位潜時延長，伝導速度低下，F波潜時延長，伝導ブロック，異常な時間的分散に加え，遠位部刺激による複合筋活動電位の持続時間延長が加わって，遠位部での伝導遅延や神経線維間の速度のばらつきをより鋭敏に検出できるようになった．ここでは，CIDPの伝導検査結果についてこの基準に基づいて評価できるかを問う問題である．

では，問題の選択肢を，表1の診断基準を参照しながらみてみる．

①運動神経伝導速度が正常下限の70％以下に低下する．
　b）○　2神経以上で運動神経伝導速度が正常下限値の70％以下に低下
②伝導ブロックがみられる．
　e）○　伝導ブロック
③時間的分散の増大を認める．
　f）○　異常な時間的分散
④遠位潜時は正常である．
　a）×　2神経以上で遠位潜時が正常上限値の50％以上延長
⑤F波潜時の延長を認める．
　c）○　2神経以上でF波の潜時が正常上限値の20％以上延長

表1 よく使われている CIDP の電気診断基準

CIDP の電気診断基準（EFNS/PNS 診療ガイドラインによる）
1．definite：以下のうち1項目以上を満たす 　　a）2神経以上で遠位潜時が正常上限値の 50% 以上延長 　　b）2神経以上で運動神経伝導速度が正常下限値の 70% 以下に低下 　　c）2神経以上でF波の潜時が正常上限値の 20% 以上延長（複合筋活動電位振幅が正常下限値の 20% 以下の場合は 50% 以上の延長） 　　d）2神経以上でF波の消失（複合筋活動電位振幅が正常下限値の 20% 以上） 　　e）伝導ブロック：2神経以上の遠位部と近位部刺激間で複合筋活動電位振幅が 50% 以上低下（複合筋活動電位振幅は正常下限値の 20% 以上），または1神経で伝導ブロックがみられ他の脱髄性異常が1神経以上でみられる 　　f）異常な時間的分散：2神経以上で遠位部と近位部刺激で 30% 以上の複合筋活動電位持続時間延長 　　g）遠位部刺激複合筋活動電位の持続時間延長＊を1神経以上で満たすのに加え，上記のa）〜f）のいずれか1項目以上を1神経以上で満たす
2．probable： 　　脛骨神経以外の複合筋活動電位振幅が正常下限値の 20% 以上である2神経で，遠位部と近位部刺激間で 30% 以上の振幅低下，あるいは1神経でこの基準を満たし，かつ上記のa）〜g）のいずれか1項目以上を満たす
3．possible： 　　definite の基準を1神経のみで満たす
＊：持続時間延長のカットオフ値は，バンドパスフィルターが 20 Hz〜2 kHz の場合，正中神経 6.6 ms，尺骨神経 6.7 ms，腓骨神経 7.6 ms，脛骨神経 8.8 ms

1）Joint Task Force of the EFNS and the PNS. European Federation of Neurological Societies/Peripheral Nerve Society Guideline on the use of skin biopsy in the diagnosis of small fiber neuropathy：report of a joint task force of the European Federation of Neurological Societies and the Peripheral Nerve Society. J Peripher Nerv Syst. 2010；15：79-92.

2）Van den Bergh PY, Hadden RD, Bouche P, et al：European Federation of Neurological Societies；Peripheral Nerve Society. European Federation of Neurological Societies/Peripheral Nerve Society guideline on management of chronic inflammatory demyelinating polyradiculoneuropathy：report of joint task force of the European Federation of Neurological Societies and the Peripheral Nerve Society-first revision. Eur J Neurol. 2010；17：356-363.

＊1）と 2）は同じ内容が 2 誌に掲載されている

3）Erratum in：J Peripher Nerve Syst. 2010；15：373 and in Eur J Neurol. 2011；18：796.（上記文献より，慢性炎症性脱髄性多発根ニューロパチー，多巣性運動ニューロパチー診療ガイドライン作成委員会による和訳）

「日本神経学会監修，慢性炎症性脱髄性多発根ニューロパチー，多巣性運動ニューロパチー診療ガイドライン作成委員会編集：慢性炎症性脱髄性多発根ニューロパチー，多巣性運動ニューロパチー診療ガイドライン 2013, p.39, 2013, 南江堂」より許諾を得て転載．）

解答　4

問題 105　F波，H波の鑑別と臨床的意義

F波について正しいのはどれか．
① 測定には 20 回程度の平均加算法を用いる．
② 健常人の脛骨神経では，ほぼ 100％ 導出可能である．
③ 健常人では，刺激ごとにほぼ同一の波形が記録される．
④ 健常人では，正中神経手関節部刺激の F 波最短潜時は 40 ms 程度である．
⑤ 電気刺激の持続時間は通常 1 ms を用いる．

解説

F波は，運動神経が刺激されて生じたインパルスが逆行性に上行し脊髄前角の運動ニューロンを興奮させ，それにより生じたインパルスが順行性に伝播し誘発される筋電位である．導出電極は通常の運動神経伝導検査における M 波の記録と同様である．電気刺激は短形波の定電流刺激で行うことが一般的であり，最大上刺激を用いる．刺激パルスの持続時間は通常 0.2 ms を用いるが，最大上刺激が得られるようにパルス幅を拡大することもある．

F波は刺激ごとに波形や潜時が変化することが特徴であるが，この波形変化は電気刺激の度に興奮する前角細胞が異なるためである．このため F 波を 10～20 回程度記録し，出現頻度，最短潜時などを算出することが多い．複数回記録された F 波のなかで，最も短い潜時が F 波最短潜時であり，身長とも相関する（図 1-a, 1-b）．また F 波は末梢神経の全長の評価として有用であるだけでなく，糖尿病性末梢神経障害の評価にも安定した指標とされる[1]．

以下，選択肢ごとに説明を加える．
① × 平均加算でなく，10～20 回程度測定し出現率や最短潜時を評価する．
② ○ 健常人における後脛骨神経の F 波は，ほぼ 100％ 導出可能である．
③ × F 波は刺激ごとに潜時や形態が変動するのが特徴であり，同一の波形が連続して出現することは A 波もしくは異常所見と考えられる．
④ × 健常人の正中神経手関節部刺激の F 波最短潜時は 30 ms を越えることはほとんどなく，40 ms では確実に遅延していると考えられる．
⑤ × 電気刺激の持続時間は，通常 0.2 ms を

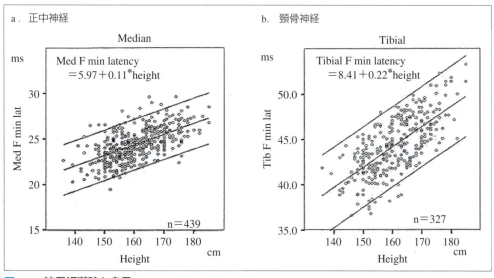

図1　F 波最短潜時と身長
（文献 2）より）

用いる．

【文献】
1) 阿部達哉，小森哲夫：F波と他の後期成分．日本臨床神経生理学会 筋・末梢神経電気診断技術向上委員会 認定委員会(編)．モノグラフ 神経筋電気診断を基礎から学ぶ人のために．日本臨床神経生理学会，東京，35-50，2013．
2) 木村　淳，幸原伸夫：電気診断法―神経伝導検査．第52回日本臨床神経生理学会技術講習会テキスト．64-75，2015．

解答　2

問題 106　F波，H波の鑑別と臨床的意義

F波の記録波形を示す．正しいのはどれか．2つ選べ．
① F波の最小潜時はAとするのが妥当である．
② F波の出現頻度は正常である．
③ F波の最小潜時はBとするのが妥当である．
④ A付近にみられる波形は疾患特異性が高い波形である．
⑤ A付近にみられる波形は反復F波(repeater F wave)である．

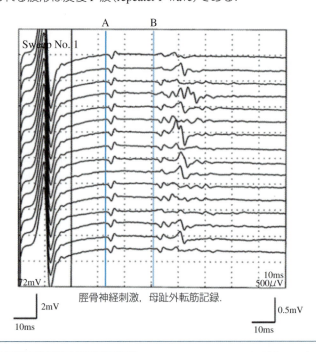

脛骨神経刺激，母趾外転筋記録．

解　説　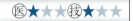

・F波とは

末梢の運動神経を電気刺激することによって発生したインパルスは末梢神経伝導の3原則に則り神経幹を両方向性に伝導する．下行性(順行性)に伝導し支配筋に直接誘発した筋電位を複合筋活動電位(compound muscle action potential：CMAP，M波)，上行性(逆行性)に伝導し脊髄前角のα運動ニューロン(前角細胞)を再興奮させ，その発火により生じる下行性(順行性)のインパルスが再び支配筋を誘発した筋電位をF波とよぶ．この再興奮の電位はシナプスを介さない前角細胞のbackfire responseで，刺激ごとにすべての前角細胞で発生するわけではなく(1〜10％)，再興奮する前角細胞も毎回変化す

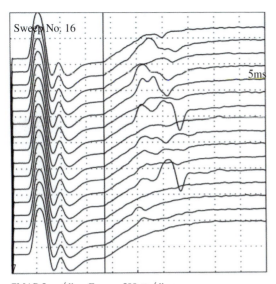

CMAP 5 mv/div　F-wave 500 μv/div
図1　正常例のF波
正中神経刺激，短母指外転筋記録．

る．つまり，1回の刺激で，およそ数個の運動単位の再興奮が記録される．つまり，F波は前角細胞機能を反映するが，記録される波形は潜時，振幅，形などが一定でなく少しずつ変動する．したがってF波の解釈には，20回程度の刺激により得られたF波の出現頻度，最短潜時，F波伝導速度（F-wave conduction velocity：FWCV），F波とCMAPの振幅，F/M比などを検討するのが一般的である．

・**A波の発生機序**

F波記録の際，CMAPとF波の間に潜時や波形がほぼ一定の小さな電位をみることがある．これは神経軸索（Axon）由来で，A波とよばれる．これは，発生機序によりi）逆行性インパルスが軸索分岐部で反転して生じるもの（Axon reflex），ii）電気的に短絡しやすい脱髄部にて逆行性インパルスが隣接する神経に接触伝導を起こすもの（ephaptic transmission），iii）刺激されやすくなった脱髄部で逆行性インパルスが反復放電を発生させ生じるもの（indirect double discharge），iv）ある神経線維内に極めて遅い伝導性の線維群が存在し，CMAPの後ろに小電位として現れるもの（slow conduction）などがある．

・**F波の臨床的意義**

F波は末梢神経の全域にわたる伝導が反映されるため，広範な障害をきたすGuillain-Barré症候群，慢性炎症性脱髄性多発根神経炎（chronic inflammatory demyelinating polyneuropathy：CIDP）などの炎症性脱髄疾患，Charcot-Marie-Tooth病などの遺伝性脱髄疾患，糖尿病性ニューロパチーなどのポリニューロパチーで，出現率低下，潜時延長，FWCVの低下が高率にみられる．また，筋萎縮性側索硬化症（ALS）では前角細胞の変性により運動単位が減少するが，残存する運動単位に病的に興奮性の亢進するものがあり，この場合，単一のF波が高率に出現する．これを反復F波とよぶ[1,2]．

では，ここで問題をみてみる．提示した波形はCMAP，F波（B線部），その間に，ほぼ一定潜時，一定の形をした波（A線部）が出現しており，これはA波と考えられる．

① ×　F波にしては潜時が速く，その後ろにF波がみられる．A線部はA波である．

② ○　F波の出現頻度は正常である．
　ほぼ100％の出現で正常．

③ ○　F波の最小潜時はBとするのが妥当である．

④ ×　A波は正常でも脛骨神経刺激で認められることがある．また，脱髄疾患で認められる機序は前述の通り．ニューロパチーなどでは軸索再生にともなって出現しやすく，疾患特異性は高くない．

⑤ ×　F波とすれば潜時が速すぎる．また，その後ろにF波がみられている．反復F波（repeater F wave）はALSでみられることがあるが，機序は前述の通り．

【文献】
1) 幸原伸夫，木村　淳：遅発電位とその臨床的意義─F波，H波，A波について．神経伝導検査と筋電図を学ぶ人のために．医学書院，東京，90-107，2010.
2) 阿部達哉，小森哲夫：F波と他の後期成分．日本臨床神経生理学会，筋・末梢神経電気診断技術向上委員会，同認定委員会（編），モノグラフ　神経筋電気診断を基礎から学ぶ人のために．日本臨床神経生理学会，東京，35-50，2013.

解答　2，3

問題107　F波，H波の鑑別と臨床的意義

65歳，女性．糖尿病でインスリン治療中である．F波伝導検査を施行した．右脛骨神経F波伝導速度はどれか．

身長160 cm，体重50 kg，右内踝から第12胸椎棘突起までの距離115 cm
CMAP遠位潜時　4.7 ms，CMAP振幅　2.0 mV
F波最短潜時　53.0 ms，F波最長潜時　76.8 ms，F波平均潜時　60.7 ms

① 23.8 m/s
② 24.3 m/s
③ 47.6 m/s
④ 48.6 m/s
⑤ 53.1 m/s

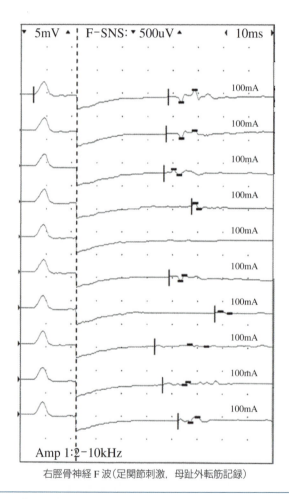

右脛骨神経F波（足関節刺激，母趾外転筋記録）

解　説　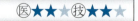

- **F波検査の概要**

通常の運動神経伝導検査は刺激部位より遠位部の末梢神経を評価する．一方，F波は刺激部位より近位部，さらには末梢神経全長について評価を行うことが可能である．F波は評価対象の距離が長いため，誤差が少なく安定した記録がとれ，再現性にも長けた検査といわれている．

図には，M波とともに後期成分としてF波が

記録されている．F波は通常，M波に比べ振幅が小さく，刺激ごとに形が変わることが特徴とされる．F波は運動神経線維内を逆行性に伝導したインパルスが脊髄前角細胞に到達し，そこで発生した電位が再び順行性に戻ってきて記録される．しかし，逆行性に伝導したインパルスがすべて戻ってくるわけではない．まず，軸索から神経細胞体に移行する部分におけるインピーダンス不適合により一部のインパルスしか前角細胞に到達できない．さらに，前角細胞に到達した後にも2つの制御機構が存在する．一つ目は神経軸索の絶対不応期である．不応期は約1 msといわれており，この間は前角細胞から発せられる順行性インパルスは伝導できない．2つ目はRenshaw抑制という制御機構である．Renshaw抑制には2個のシナプスが関与しており，1個のシナプス伝達時間は約1 msなので合計約2 ms後から抑制がかかり数十秒抑制は持続するといわれる．そのため2 msより遅い場合も順行性のインパルスは末梢に戻ってくることはできない．これらの制御をかいくぐって末梢に戻ってくるF波は全体の1〜5%程度のため，F波は小さい電位で，かつ，どの前角細胞が発火するか一定ではないため形がバラバラな電位となる．

・F波伝導速度の計測

F波伝導速度は神経伝導速度と同様に計算から求めることができるが，伝導時間については上記機序から推測されるようにF波伝導時間の絶対値を用いることはできない．F波伝導速度は一般に以下の式から計算にて求める．

$$F波伝導速度 = \frac{D(mm)}{(F-M-1)/2(ms)}$$

（D：刺激部から脊髄までの距離，F：F波最短潜時，M：CMAP最短潜時）

F波伝導速度も神経伝導検査と同様に最大伝導速度で評価を行うため，各々のF波潜時にはばらつきがあるがF波伝導速度を計算する際には最短潜時を用いる．F波最短潜時からM波遠位潜時を差し引いたものが刺激部位から脊髄までのインパルスの往復時間だが，実際の伝導時間としては神経軸索の絶対不応期の時間を差し引く必要がある．神経軸索の絶対不応期は約1 msであるため，F-M-1(ms)と計算され，刺激部位から脊髄までの片道の時間としては(F-M-1)/2(ms)となる．距離は上肢の場合は，刺激部位から第7頸椎棘突起まで，下肢の場合は，刺激部位から第12胸椎棘突起までの表面距離を用いる．

本例は20年来の糖尿病治療歴のある患者であり，F波潜時のばらつきを高度に認めているが，F波伝導速度の計測には最短潜時を用いる．本例においては，

D(mm)÷(F-M-1)/2(ms)＝1150÷(53-4.7-1)/2＝48.6 msが正解となる．

【参考文献】
・木村 淳，幸原伸夫：神経伝導検査と筋電図を学ぶ人のために．第2版，医学書院，東京，90-107，2010．

解答　4

問題108　手根管症候群の臨床像と神経伝導検査

この疾患はどれか．

① ギヨン管症候群
② 肘部管症候群
③ 手根管症候群
④ 前骨間神経麻痺
⑤ 後骨間神経麻痺

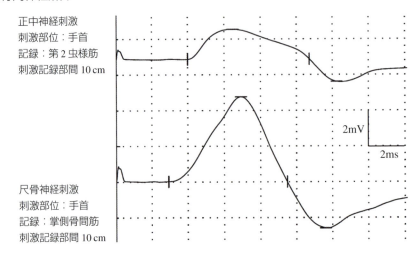

正中神経刺激
刺激部位：手首
記録：第2虫様筋
刺激記録部間 10 cm

尺骨神経刺激
刺激部位：手首
記録：掌側骨間筋
刺激記録部間 10 cm

解　説　　医★★★技★★★

・問題のポイント

　この問題では，神経伝導検査の記録波形が図示され，図中に刺激部位，導出筋および刺激－導出部位間距離が提示してある．これらの情報から，この神経伝導検査が何であるのかを判断し，考えられる疾病と本検査での異常の有無を判定するという思考プロセスを求めている．とはいえ，導出筋が第2虫様筋と掌側骨間筋であると明記され，正中神経と尺骨神経を同一距離から刺激していることから，この検査が正中－尺骨神経間比較・第2虫様筋骨間筋法であることは容易に推定できる．

・第2虫様筋骨間筋法

　本法はPrestonとLogigian[1]によって開発され，手根管症候群（carpal tunnel syndrome：CTS）に高い感度，特異度を有することで知られている．両導出筋が手掌の第3中手骨中央部橈側に隣接して位置していることに着眼し，同一の電極位置で各神経の検索が可能で（図1），その簡便さが最大の利点といえる．米国筋電図学会の診断指針（2002年）における推奨度は「option」であるが，その後の追試において，軽症のCTS例においても高い感度を示す報告が多くみられることから神経治療学会の指針（2008年）では「standard」に位置づけられている[2]．原著では，手関節部より100 mmの距離をおいて正中，尺骨各神経を刺激し，各複合筋活動電位（compound muscle action potential：CMAP）の立ち上がり潜時の差（正中神経－尺骨神経で算出）を求める[1]．

・波形の解説

　この問題で提示された波形をみると，正中神経CMAPの潜時が4.0 ms，尺骨神経CMAPが3.0 msであり，よって潜時差は1.0 msである．過去の報告における正常値は0.4〜0.7 ms[1,3,4,5]と幅があるものの，本症例の潜時差は異常に拡大しているものと断定できる．CTSに矛盾しないと考えられ，正解は③である．

a. 正中神経刺激

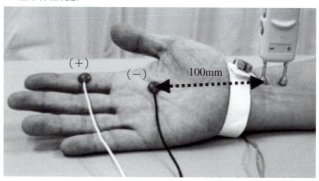

b. 尺骨神経刺激

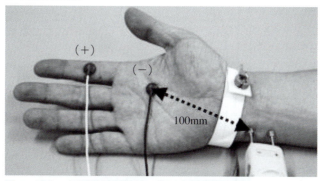

図1　正中―尺骨神経間比較・第2虫様筋骨間筋法
記録電極：第3中手骨中央部橈側.
基準電極：示指近位指節間関節.
電気刺激：正中および尺骨神経それぞれを同一距離（100 mm）で刺激.

・誤答について

　選択肢にあげられた疾病のうち，ギヨン管症候群では本法が有用な場合がある．結果はCTSと逆で，ギヨン管において尺骨神経の伝導が障害されるので尺骨神経CMAPの潜時が正中神経より遅れて記録される．肘部管症候群でも，記録波形に異常が出るとすれば，尺骨神経に軸索変性が生じた症例におけるCMAPの測定値であるので，提示した記録波形は矛盾する．前骨間神経および後骨間神経麻痺では本法に異常は生じない．

【文献】
1) Preston DC, Logigian EL：Lumbrical and interossei recording in carpal tunnel syndrome. Muscle Nerve 15：1253-1257, 1992.
2) 日本神経生理治療学会治療指針作製委員会：標準的神経治療，手根管症候群．神経治療 25：65-84, 2008.
3) Preston DC, Logigian EL：Sensitivity of the three median-to-ulnar comparative tests in diagnosis of mild carpal tunnel syndrome. Muscle Nerve 17：955-956, 1994.
4) Uncini A, Muzio AD, Awad J, et al：Sensitivity of three median-to-ulnar comparative tests in diagnosis of mild carpal tunnel syndrome. Muscle Nerve 16：1366-1373, 1993.
5) Kodama M, Tochikura M, Sasao Y, et al：What is the most sensitive test for diagnosing carpal tunnel syndrome? Tokai J Exp Clin Med 39：172-177, 2014.

解答　3

問題 109　手根管症候群の臨床像と神経伝導検査

感覚神経伝導検査の波形を示す．考えられる疾患はどれか．

① 頸椎症性神経根症
② 腕神経叢障害
③ 肘部管症候群
④ ギヨン管症候群
⑤ 手根管症候群

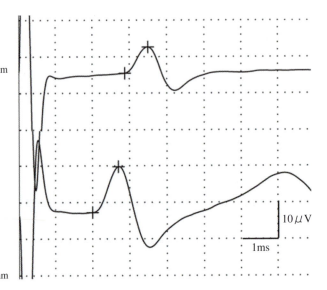

解　説

・問題のポイント

　この問題は，感覚神経伝導検査の記録波形が図示され，刺激，記録部位および刺激-記録部位間距離が提示してある．これらの情報からこの検査が何であるのかを判断し，異常の有無を判定しつつ考えられる疾病を選択するという思考プロセスを求めている．

・環指比較法

　いずれの波形も，記録部位は環指で，140 mm という等距離をおいて手首から正中神経と尺骨神経を刺激し感覚神経活動電位（sensory nerve action potential：SNAP）が記録されている．環指における感覚神経の支配分布は，その橈側を正中神経が，尺側を尺骨神経が掌る．各神経の感覚神経伝導を同一電極から簡便に記録し比較できるこの検査は環指比較法とよばれ，軽症の手根管症候群で感度，特異度ともに高く，スタンダード検査として推奨されている[1]．手根管症候群では，手根管を通る正中神経の潜時は延長する．尺骨神経の潜時に変化は生じないので，それらの潜時差は拡大する．過去の報告では，環指にリング電極を設置し刺激距離110～140 mm から各神経を刺激する方法が一般的である[2～5]．潜時差が 0.4 ms を越えた場合に異常と判定している報告[2,3]と，0.5 ms を越えた場合[4,5]とに二分される．尺骨神経の遠位潜時に異常がないことを前提として被検者内での潜時差から異常の有無を判定する検査であり，ギヨン管症候群やポリニューロパチーといった疾病の合併には常に配慮が必要である．

・波形の解説と誤答について

　図示された2つのSNAPの潜時を比較すると，潜時差が約0.8 ms と拡大しており，手根管症候群として矛盾しない所見である．

頸椎症性神経根症では，障害される部位は後根神経節より近位部であるので，両SNAPとも正常に導出され，潜時差の拡大は生じない．腕神経叢障害や肘部管症候群では，病態の主体が脱髄の場合，両SNAPはともに正常に導出される．軸索変性の場合はSNAP振幅が低下もしくは導出不能となる．図示したような潜時差の拡大は生じえない．ギヨン管症候群で潜時の延長が生じるとすれば尺骨神経のSNAPであり，図示された波形とは逆の所見となる．

【文献】

1) American Association of Electrodiagnostic Medicine, American Academy of Neurology, and American Academy of Physical Medicine and Rehabilitation：Practice parameter for electrodiagnostic studies in carpal tunnel syndrome：summary statement. Muscle Nerve 25：918-922, 2002.
2) Jackson DA, Clifford JC：Electrodiagnosis of mild carpal tunnel syndrome. Arch Phys Med Rehabil 70：199-204, 1989.
3) Robinson LR, Micklesen PJ, Wang L：Strategies for analyzing nerve conduction data；superiority of a summary index over single tests. Muscle Nerve 21：1166-1171, 1998.
4) Uncini A, Lange DJ, Solomon M, et al：Ring finger testing in carpal tunnel syndrome：a comparative study of diagnostic utility. Muscle Nerve 12：735-741, 1989.
5) Kodama M, Tochikura M, Sasao Y, et al：What is the most sensitive test for diagnosing carpal tunnel syndrome? Tokai J Exp Clin Med 39：172-177, 2014.

解答　5

問題110　その他の主な絞扼性神経障害と神経伝導検査

腓骨神経，脛骨神経の運動神経伝導検査の波形を示す．考えられる疾患はどれか．

① 前足根管症候群
② 坐骨神経麻痺
③ 足根管症候群
④ 腓骨神経麻痺
⑤ 脛骨神経麻痺

＜腓骨神経 NCS＞

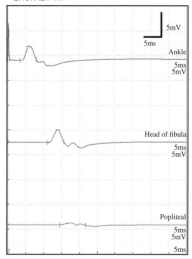

＜脛骨神経 NCS＞

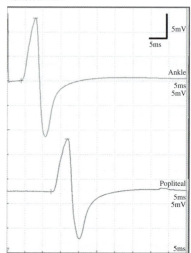

No.	Site	Lat.(ms)	Dur.(ms)	Amp.	Area	Stim.
1	Ankle	3.35	4.55	2.870 mV	6.089 mVms	26.4 mA
2	Head of fibula	10.90	4.70	2.530 mV	5.294 mVms	34.8 mA
3	Popliteal	14.55	7.20	360.0 mV	1.405 mVms	24.8 mA

Segment	NCV (m/s)	Dist. (mm)	Interval	CCV (m/s)	NR (+/−2 SD)
*Ankle		50	3.35 ms		
Ankle−Head of fibula	46.4	350	7.55 ms		
Head of fibula−Popliteal	27.4	100	3.65 ms		

No.	Site	Lat.(ms)	Dur.(ms)	Amp.	Area	Stim.
1	Avnkle	3.90	5.20	12.74 mV	34.01 mVms	19.4 mA
2	Popliteal	12.30	5.90	10.74 mV	33.32 mVms	23.2 mA

Segment	NCV (m/s)	Dist. (mm)	Interval	CCV (m/s)	NR (+/−2 SD)
*Ankle		70	3.90 ms		
Ankle−Popliteal	50.0	420	8.40 ms		

解 説　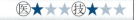

・下肢神経

下肢神経を解剖学的にみる（図1）と腰仙骨神経叢（腰椎第4, 5神経，仙椎第1～3神経）から伸びる坐骨神経は膝窩部上角にて脛骨神経と総腓骨神経の2本に分枝する．脛骨神経は膝窩の中央を垂直に走行し，ヒラメ筋腱弓を通って下腿後面を下行していく．足関節では内踝後方，アキレス腱の前方を走行し，屈筋支帯（足根管）を通過し足底にいたり母趾外転筋などを支配する．また内踝付近で外側足底枝および内側足底枝に分枝し，足の底面を支配している．総腓骨神経は分枝後，膝窩外側部を走行し大腿二頭筋と腓腹筋外側頭との間を下行し，腓骨頭を巻きながら通過し深腓骨神経と浅腓骨神経に分枝する．深腓骨神経は長趾伸筋の深部に入り，前脛骨筋との間を下行する．足関節では下伸筋支帯（前足根管）を通過し終末枝として内側枝（知覚）と外側枝（運動）に分かれている．内側枝は足背

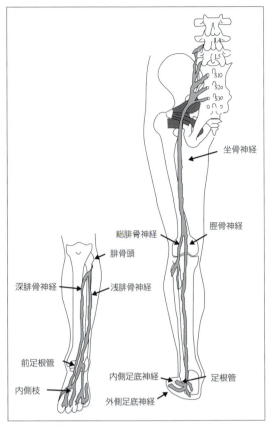

図1　下肢神経の走行

部を走行し，第Ⅰ趾と第Ⅱ趾の間に終末する．外側枝は短趾伸筋を支配している[1,2]．

- 前足根管症候群

前足根管症候群[3]は深腓骨神経が下伸筋支帯（前足根管）によって絞扼され起こる圧迫性末梢神経障害である．症状として第Ⅰ趾と第Ⅱ趾の間の足背における感覚低下，痺れがみられる．神経伝導検査では足関節刺激での終末潜時延長を認める．足関節刺激-腓骨頭下刺激，腓骨頭下刺激-膝窩刺激の伝導速度に異常は認めない．

- 坐骨神経麻痺

坐骨神経麻痺は腰部脊柱管狭窄症，腰部椎間板ヘルニアなど神経根が圧迫を受け発症する．麻痺が起これば坐骨神経の分枝である脛骨神経，総腓骨神経双方に伝導障害が認められる．

- 足根管症候群

足根管症候群[1]とは脛骨神経が屈筋支帯（足根管）によって絞扼されて起こる圧迫性末梢神経障害である．症状としては足裏の痛みや痺れがみられる．神経伝導検査では足関節刺激での終末潜時延長を認める．足関節刺激-膝窩刺激の伝導速度に異常は認めない．

- 腓骨神経麻痺

腓骨神経麻痺[2]とは骨折や膝の手術によるギプス固定，習慣的な足組みなどで起こる腓骨頭外側を回る部位での圧迫障害である．症状としては膝の外側，下腿前面，足背の痺れなどの感覚障害や下垂足（足関節の背屈が困難になりつまずきやすくなる）がみられる．神経伝導検査では膝窩刺激でのCMAP振幅低下，腓骨頭下刺激-膝窩刺激での伝導速度低下を認める．

- 脛骨神経麻痺

脛骨神経麻痺は骨折，外傷，膝窩部の腫瘍などの圧迫により障害され症状が出現することがある．症状としては足の底屈，内翻および足内在筋の筋力低下で神経伝導検査においても伝導障害がみられる[3]．

- NCS所見

提示した波形の脛骨神経伝導検査では足関節刺激，膝窩刺激ともに終末潜時，振幅，伝導速度は正常範囲内である．腓骨神経伝導検査では終末潜時，足関節刺激-腓骨頭下刺激での伝導速度，各々のCMAP振幅は正常範囲内だが腓骨頭下刺激-膝窩刺激で潜時延長，伝導速度低下，膝窩刺激でのCMAP振幅低下がみられる．このことより腓骨頭から膝窩部の間で腓骨神経が圧迫されて起こる腓骨神経麻痺が考えられる．

【文献】

1) 木崎直人：日本臨床衛生検査技師会（監）．JAMT技術教本シリーズ　神経生理検査技術教本．じほう，東京，180-186，2015．
2) 正門由久，高橋　修（編著）．神経伝導検査ポケットマニュアル．医歯薬出版，東京，57-64，140-142，2013．
3) Shin J. Oh（著），白井康正，玉井健介，武内俊次（訳）：筋電図実践マニュアル，各種検査法の手技とデータ解釈，医学書院MYW，東京，334-335，1996．

解答　4

問題 111　その他の主な絞扼性神経障害と神経伝導検査

手掌・手背尺側ならびに 4・5 指に感覚障害があり，第一背側骨間筋の萎縮を認める．考えられるのはどれか．

① 手根管症候群
② ギヨン管症候群
③ 肘部尺骨神経障害
④ 後骨間神経麻痺
⑤ 前骨間神経麻痺

解説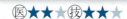

筋電図を行う前に感覚障害の部位を確認することにより，神経障害部位の鑑別が可能である．適格な臨床診断のもとに電気診断を行うことが重要であり，神経伝導検査，筋電図検査を行う際には必ず臨床所見の確認が必要である．

尺骨神経の感覚枝はギヨン管より近位で尺骨茎状突起より 5～8 cm 近位で背側皮神経（dorsal cutaneous sensory）が分岐し，次に手掌皮神経が，豆状骨近位にて深部手掌枝（deep palmar branch）と浅枝（superficial branch）に分岐する．浅枝は遠位にて digital branch に分枝する．第一背側骨間筋の筋萎縮があり，第 4，5 指ならびに手掌・手背尺側に感覚障害があった場合は尺骨神経障害の場合はギヨン管より近位での障害であり，この選択肢では③の肘部での障害が正しい．①手根管症候群では感覚障害は母指−環指橈側である．後骨間神経，前骨間神経の障害では感覚障害は生じず，運動神経のみの障害である．

【参考文献】
・Preston DC, Shapiro BE. Electromyography and Neuromuscular Disorders：Clinical Electrophysiologic Correlaions. 3rd ed. Saunders, London, 2012.

解答　3

問題112　主な末梢神経・筋疾患の臨床像（ALS，筋ジスなど）

糖尿病性多発神経障害の診断で，早期から異常の認められやすいパラメータはどれか．2つ選べ．
① 前腕部での正中神経 MCV
② 橈骨神経 SCV
③ 母趾外転筋で記録した脛骨神経 CMAP 振幅
④ 母趾外転筋で記録した脛骨神経 F 波最小潜時
⑤ 腓腹神経 SNAP 振幅

解説　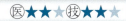

・糖尿病性神経障害の病態

　糖尿病性神経障害は，糖尿病において最も多い合併症の一つで，早期から発症する．これは，多発神経障害と単神経障害に分けられる[1]．糖尿病性多発神経障害（diabetic polyneuropathy：DPN）は，糖尿病性神経障害のうちで最も頻度が高く，定型的には遠位対称性の感覚・運動神経障害と自律神経障害である．主病態は軸索障害であり，神経線維末端から変性がはじまり，中枢に向かって進行する遡行変性（dying back degeneration）を呈する．このため，早期から異常が認められやすいのは長軸索神経の末梢部であり，臨床的には下肢遠位部，足趾や足底の感覚障害として表れる．

・糖尿病性神経障害における神経伝導検査所見

　過去の研究から，神経伝導検査（nerve conduction study：NCS）において，DPNで早期にみられる異常所見として，脛骨神経F波（記録：母趾外転筋，刺激：足関節内踝）の最小潜時延長，腓腹神経の感覚神経活動電位（sensory nerve action potential：SNAP）の振幅低下が知られている[2〜5]．これらは，上記のとおり，長い神経の末梢部から障害されることや，病態が軸索変性であることを反映していると考えられる．特にF波最小潜時は測定誤差が小さく[3]，異常の検出に適している．馬場は，下肢NCSの所見から，この2つのパラメータに加えて，腓腹神経の感覚神経伝導速度（sensory conduction velocity：SCV），脛骨神経や腓骨神経の運動神経伝導速度（motor conduction velocity：MCV），同神経刺激による複合筋活動電位（compound muscle action potential：CMAP）の振幅などを組み合わせて，DPNの重症度分類を試みている（表1）[4,5]．

　ほかに，糖尿病性神経障害のうち，局所性の

表1　糖尿病性多発神経障害の NCS 重症度分類（馬場分類 2013）

NCS パラメータ	NCS 重症度				
	0 DPN なし	Ⅰ軽度	Ⅱ中等度	Ⅲ重度	Ⅳ廃絶
脛骨					
F 波潜時延長（＞45.8-52.4 ms/1.5-1.8 m 身長）	―	○			
and/or MCV 低下（＜42 m/s）	―	○			
and/or A 波出現	―	○			
and/or 腓腹 SCV 低下（＜42 m/s）	―	○			
and/or 脛骨 CMAP 低下（＜2 mV）	―	○			
and/or 脛骨 MCV 低下（＜42 m/s）	―	○			
腓腹 SNAP 低下（＜5 μV）	―	―	○		
脛骨 CMAP 低下（＜2-5 mV）	―	―	―	○	
脛骨 CMAP 高度低下（＜2 mV）	―	―	―	―	○

NCS 0 度：神経障害なし，NCS Ⅰ度：軽度障害，NCS Ⅱ度：中度障害，NCS Ⅲ度：重度障害，NCS Ⅳ度：廃絶性障害
（文献 4,5）より改変）

単神経障害として，絞扼性神経障害（例：手根管症候群，肘部尺骨神経障害など）の起きやすい部位では，伝導障害がみられやすい．それ以外の部分の神経伝導速度は，DPN 早期においては保たれるか，低下しても軽度である．

【文献】

1) 日本糖尿病学会（編）：糖尿病神経障害の治療．科学的根拠に基づく糖尿病診療ガイドライン 2013．第 1 版，南江堂，東京，115-128，2013．
2) Kimura J, Yamada T, Stevland NP：Distal slowing of motor nerve conduction velocity in diabetic polyneuropathy. J Neurol Sci. 42：291-302, 1979.
3) Kohara N, Kimura J, Kaji R, et al：F-wave latency serves as the most reproducible measure in nerve conduction studies of diabetic polyneuropathy：multicentre analysis in healthy subjects and patients with diabetic polyneuropathy. Diabetologia 43：915-921, 2000.
4) 馬場正之：神経伝導検査による糖尿病性神経障害の重症度診断．日本臨床神経生理学会　筋・末梢神経電気診断技術向上委員会　認定委員会（編）．モノグラフ　神経筋電気診断を基礎から学ぶ人のために．日本臨床神経生理学会，東京，129-136, 2013．
5) 馬場正之，鈴木千恵子：糖尿病性神経障害 Update．神経伝導検査による糖尿病性多発神経障害の重症度診断．医学のあゆみ 244：146-150，2013．

解答　4, 5

問題113　反復誘発筋電図（疲労検査）

次の図は三角筋に10秒の最大収縮を加えた前（左）後（右）の反復神経刺激試験の結果である．正しいのはどれか．2つ選べ．

Rep. stim 3 Hz（それぞれ5 mV/3 ms）

① 高頻度刺激によるincrement phenomenonが認められる．
② decrement phenomenonを認める．
③ 運動負荷後，decrement phenomenonは悪化している．
④ Lambert-Eaton筋無力症候群を示唆する．
⑤ 10発目までCMAPが低下し結果が不適切である．

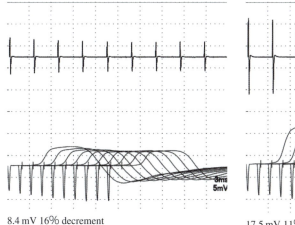

8.4 mV 16% decrement　　　　　17.5 mV 11% decrement（CMAP 108% increment）

解　説　　　医★★☆技★★★

● 運動負荷

運動負荷：運動負荷は筋活動電位を連続発生させたときに生ずる脱分極性ブロックが起きるかの検証であり，重症筋無力症の電気生理学的検査の診断手順に運動負荷を行う機関は多い．しかし運動負荷が反復神経刺激試験（repetitive nerve stimulation：RNS）の重症筋無力症診断の感度を上げることに寄与しているかは疑問を呈している論文も多い[1,2]．

運動負荷は，ミオトニア症候群のshort exercise test[3]やLambert-Eaton筋無力症候群（Lambert-Eaton myasthenic syndrome：LEMS）の診断には欠かせない手技である．

LEMSはP/Q型電位依存性カルシウムチャネル（voltage-gated calcium channel：VGCC）抗体が発見されて以降血清学的診断が可能となったが，抗体陰性症例も存在し，特に非担癌患者では陽性率が低くなる．電気生理検査では，筋力に不釣り合いなCMAP低下（initial CMAPの低下），高頻度刺激（20～50 Hz）での漸増反応（incremental response：waxing）または，随意収縮負荷での運動後増強（post-exercise facilitation：PEF）がLEMSの特異的所見である．20～50 Hzの高頻度刺激は，強い痛みと固定が難しいこともあるため，同様の効果がある運動負荷が推奨される．運動負荷時間は10秒程度が適当であり，それ以上になると図1のごとくCMAPの増強効果は減弱していく[4]．

問題の症例はinitial CMAP（1発目のCMAP）が8.4 mVで10秒負荷後のCMAPが17.5 mVであり，108% incrementと表現する．従来のLEMSの診断基準はincrementが100%以上とされていたが，Ohらは実際の症例の検討より60%で十分であるとした[5]．

● 被験筋の選択

被験筋の選択：MGでは近位筋に異常がでや

すいので僧帽筋や顔面筋が好まれるが，LEMSは遠位筋でも十分に異常所見を検出できるので小指外転筋が固定の上でも推奨できる[6]．

- **LEMS**

LEMS：LEMS は重症筋無力症（MG）同様に 2〜5 Hz の低頻度反復刺激では漸減現象（decremental phenomenon：waning）を認める．MG は滑らかに 4 発目まで振幅低下し，以降平坦である（J-shape ないし U-Shape とよぶ）のに対して，LEMS は 10 発目まで徐々に下がっていく progressive decrement 現象を示すタイプが多いことより，この問題の波形は正しい検査結果である[7]．

運動負荷により漸減現象は一時的に改善するのも LEMS の特徴である．

もし運動負荷を行うのであれば運動負荷時間は至適時間 MG は 1 分間，LEMS は 10 秒間である．運動後 CMAP の減少また decrement の悪化（疲労現象）は通常，時間がとれないため，観測することは実地臨床ではほとんどないと考えるが，LEMS 即時に増強現象をみたあと 2 分後に疲労現象をみるのが最も変化率が高く[8]，MG でも 2〜4 分後に観察するのが適している[9]．

この問題ではいずれも低頻度刺激で decrement を認めているが運動負荷後に CMAP が倍増していることに注目する．

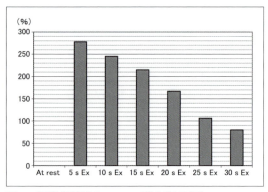

図 1　運動負荷後の CMAP 増大率の変化
縦軸が増大率（％），横軸が運動負荷時間の比較
LEMS 症例では，運動負荷の時間が増すと increment phenomenon（％）の効果が落ちる．

【文献】

1) Bou Ali H, Salort-Campana E, Grapperon AM, et al：New strategy for improving the diagnostic sensitivity of repetitive nerve stimulation in myasthenia gravis. Muscle Nerve 55：532-538, 2017.
2) Rubin DI, Hentschel K：Is exercise necessary with repetitive nerve stimulation in evaluating patients with suspected myasthenia gravis?. Muscle Nerve 35：103-106, 2007.
3) Streib EB. AAEE minimonograph #27：Differential diagnosis of myotonic syndromes. Muscle Nerve 10：603-615, 1987.
4) Hatanaka Y, Oh SJ：Ten-second exercise is superior to 30-second exercise for post-exercise facilitation in diagnosing Lambert-Eaton myasthenic syndrome. Muscle Nerve 37：572-575, 2008.
5) Oh SJ, Kurokawa K, Claussen GC, et al：Electrophysiological diagnostic criteria of Lambert-Eaton myasthenic syndrome. Muscle Nerve 32：515-520, 2005.
6) Maddison P, Newsom-Davis J, Mills KR：Distribution of electrophysiological abnormality in Lambert-Eaton myasthenic syndrome. J Neurol Neurosurg Psychiatry 65：213-217, 1998.
7) Baslo MB, Deymeer F, Serdaroglu P, et al：Decrement pattern in Lambert-Eaton myasthenic syndrome is different from myasthenia gravis. Neuromuscul Disord 16：454-458, 2006.
8) Oh SJ, Hatanaka Y, Ito E, et al：Post-exercise exhaustion in Lambert-Eaton myasthenic syndrome. Clinical Neurophysiol 125：411-414, 2014.
9) Oh SJ, Nagai T, Kizilay F, et al：One-minute exercise is best for evaluation of postexercise exhaustion in myasthenia gravis. Muscle Nerve 50：413-416, 2014.

解答　2, 4

問題114　反復誘発筋電図（疲労検査）

反復神経刺激試験(RNS)について正しいのはどれか．
① 眼筋型重症筋無力症(MG)での感度は90％以上である．
② 被検肢の固定は不要である．
③ 痛みが強い場合は最大下刺激を用いてよい．
④ Lambert-Eaton 筋無力症候群の低頻度 RNS は正常である．
⑤ 筋萎縮性側索硬化症でも漸減反応がみられる．

解説

反復神経刺激試験(repetitive nerve stimulation test：RNS)は重症筋無力症(myasthenia gravis：MG)など神経筋接合部疾患の検査法として広く臨床検査に用いられている．検査法は比較的単純だが，ちょっとしたことで検査成績が大きく変わるため，原理や結果の解釈を十分理解して検査に臨んでいただきたい．

• 神経筋接合部の情報伝達

運動神経終末と筋の接点は，神経筋接合部(neuromuscular junction：NMJ)とよばれ，アセチルコリン(Ach)を伝達物質として情報伝達している．神経終末(終板)にはAChを内包した多数のシナプス小胞が存在し，筋側はAch受容体が存在している．運動神経のインパルスが終板に達すると，カルシウムイオン(Ca^{2+})がシナプスに流入し，シナプス小胞よりAChが放出される．放出されたAChはAch受容体と結合し，終板電位(end-plate potential：EPP)を発生させ，このEPPが筋細胞膜の活動電位発生閾値(発火レベル)に達すると筋収縮を生じる．正常でも3Hz程度の刺激でAChの放出量は次第に減少し，それに伴いEPP振幅も減少するが，正常の場合のEPPは発火レベルよりはるかに高くNMJでの神経伝達は確実に起こる．つまり，神経伝達過程にはACh量，Ach受容体数の2つの要素が関与しており，これらに異常がある場合，EPP振幅が発火レベル以下に低下しNMJ伝導障害を生じ，CMAP振幅の低下として現れる[1,2]（図1）．

• RNS の測定方法

測定方法を記す．記録電極，刺激電極の配置や検査機器のセッティングなどは運動神経伝導検査に準ずる．刺激強度は最大上刺激を保証しなくてはならない．刺激が連続で頻回なため，あまり強くすると痛みがひどいが，連続刺激による筋収縮の影響で刺激部位がずれることがあるため，できるだけ強い刺激で行うほうがよい．また，連続刺激により関節運動などが生じるとCMAP振幅が変化するため，遠位筋では添木のような板に固定，近位筋でも用手固定で検査する．

シナプスからのACh放出量の低下は2～5Hzで最大となるため，刺激の頻度は通常3Hzで10回刺激を行えば漸減現象を観察できる．

評価はCMAP振幅の第一反応に対する第4ないし第5反応の値でみる．通常，10％以上の低下を異常と判定する．

• RNS の臨床的意義

MGでの漸減現象検出率は全身型で70％台，眼筋型で30～40％台程度である．よって，たとえ陰性でもMGを疑う症例では感度の高い単一筋線維筋電図(single fiber electromyogram：SFEMG)を施行する．

Lambert-Eaton 筋無力症候群(Lambert-Eaton myasthenic syndrome：LEMS)はシナプスのCa^{2+}チャネルに対する抗体によってACh放出障害をきたす疾患であり，ACh放出量が著明に低下しているため，CMAP振幅は低下している．低頻度刺激ではMG同様，漸減していくが，9ないし10発まで下がり続ける例もみられる．一方，高頻度刺激(20～50Hz)，あるいは運動負荷を行うと，Ca^{2+}イオンの流入が増えて神経伝達能が改善しCMAP振幅の増大がみられる．高頻度刺激と運動負荷は検出率に大きな差

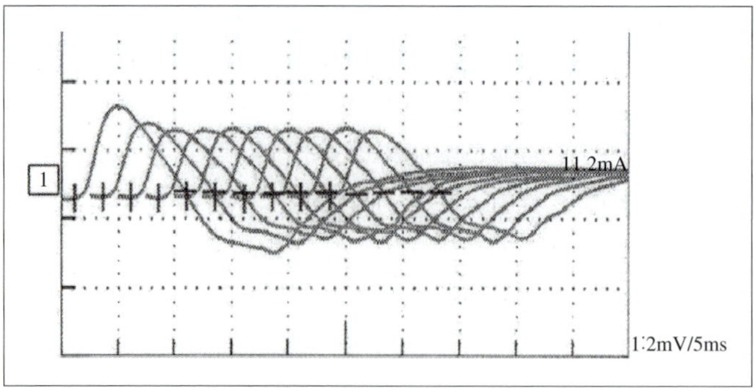

図1　RNS 記録，MG 症例
腋窩神経刺激，三角筋導出，刺激頻度 3 Hz．
1 発目に比し 4 発目で 25％の低下がみられる．

はなく，痛い高頻度刺激をあえて選択する必要はない．

　筋萎縮性側索硬化症（ALS）も RNS での漸減現象をよく観察する．神経再支配による神経終板機能の伝導安定度が低下しているためといわれている．ALS の漸減現象陽性率は 83％と MG より高い[1,2]．

　では，ここで問題をみてみる．RNS が理解できているかを問う問題である．
① ×　30〜40％程度である．
② ×　固定しないと関節運動などで偽陽性，偽陰性になりやすく，正確な結果を望めない．
③ ×　少なくとも最大上刺激は保証しなくては，CMAP 振幅の評価はできない．
④ ×　MG 同様漸減する．もともとの CMAP 振幅も低下している．
⑤ ○　筋萎縮性側索硬化症でも漸減反応が高率にみられる．

【文献】
1) 畑中裕己，園生雅弘：神経反復刺激試験．日本臨床神経生理学会　筋・末梢神経電気診断技術向上委員会　認定委員会（編），モノグラフ　神経筋電気診断を基礎から学ぶ人のために．日本臨床神経生理学会，東京，59-66，2013．
2) 幸原伸夫，木村　淳：神経筋接合部検査法．神経伝導検査と筋電図を学ぶ人のために．第 2 版，135-154，医学書院，東京，2010．

解答　5

問題 115　反復誘発筋電図（疲労検査）

3 Hz 反復刺激を 10 回行ったところ，振幅の減衰は 7% と境界域であった．次に行うべきことはどれか．2 つ選べ．

① 45〜60 秒の筋収縮後に反復刺激を行う．
② 反対側の同じ筋より同一の検査を行う．
③ Single fiber EMG を行う．
④ 記録筋を冷却して再検査する．
⑤ 特になし．神経筋接合部疾患は否定できる．

解説　医★★★技★★★

　反復刺激試験において漸減現象の正常上限は，複合筋活動電位（compound muscle action potential：CMAP）振幅の 10% とする施設が一般的である[1]．今回の設定のように CMAP 振幅低下が境界域である場合，45〜60 秒の筋収縮を行った数分後に振幅低下がより著明になることがあるため，追加試験を行うべきと考えられる[2]．また，単線維筋電図（single fiber electromyography：SFEMG）は反復刺激試験より検査感度が良いため，本例では検査のよい適応である．

　選択肢②に関しては，そもそも反復刺激試験を行う時点で症状がより高度な側で行うべきであるので，より軽症である反対側で検査しても CMAP 振幅減衰はより軽度であることが予測され診断には不適である．選択肢④に関しては，筋の冷却により漸減現象はより軽度となり，ice テストでみられるように筋無力症状も改善するため，不正解である[3]．むしろ筋肉内温度の上昇により CMAP 振幅低下が増大する．選択肢⑤に関しては，重症筋無力症（myasthenia gravis：MG）である検査前確率が比較的高い症例と考えられるため，境界域の検査結果では疾患は除外できない．

【文献】

1) Chiou-Tan FY, Gilchrist JM：Repetitive nerve stimulation and single-fiber electromyography in the evaluation of patients with suspected myasthenia gravis or Lambert-Eaton myasthenic syndrome：Review of recent literature. Muscle Nerve 52：455-462, 2015.
2) Oh SJ, Nagai T, Kizilay F, et al：One-minute exercise is best for evaluation of postexercise exhaustion in myasthenia gravis. Muscle Nerve 50：413-416, 2014.
3) Rutkove SB：Effects of temperature on neuromuscular electrophysiology. Muscle Nerve 24：867-882, 2001.

解答　1, 3

問題116　脊髄誘発電位(術中モニタリング)の概要

術中脊髄モニタリングについて正しいのはどれか.
① シナプス抑制の少ない吸入麻酔が適している.
② てんかんや開頭手術の既往のある患者の経頭蓋電気刺激の安全性は確立されていない.
③ 麻酔下では経頭蓋刺激による体動は少ない.
④ 体性感覚誘発電位によるモニタリングは，運動路の評価が可能である.
⑤ 煩雑にならないように1種類のモニタリング法でモニタするのがよい.

解説

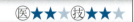

術中脊髄モニタリングは，麻酔下で脊髄・神経機能を確認し安全に手術を行う方法である. 体性感覚誘発電位(somatosensory evoked potential：SEP), 脊髄刺激脊髄誘発電位(spinal cord evoked poitentials after stimulation to the spinal cord：Sp-SCEP), 経頭蓋刺激脊髄誘発電位(spinal cord evoked potential after stimulation to the brain：Br-SCEP), 経頭蓋刺激筋誘発電位(muscle evoked potential after brain stimulation：Br-MsEP)など各種モニタリング法があるが，個々の特性を理解し，適切な術中モニタリングを心がけたい. Br-MsEPは特に麻酔の影響を強く受けるため，麻酔に関する知識も必要である.

以下, 選択肢ごとに説明を加える.
① 吸入麻酔薬はシナプスの抑制効果が強い. したがって, Br-MsEPなどシナプスを介する電位を用いてモニタリングする場合には，吸入麻酔薬の影響をさけて全静脈麻酔で麻酔を行うのが一般的である.
② てんかんや開頭手術の既往のある患者では，経頭蓋電気刺激によるてんかん発作の誘発や脳の熱傷などのリスクがあるとされる. 安全性は確立されていないので，このような症例では，経頭蓋刺激ではなく，脊髄刺激(術野の頭側に硬膜外電極を挿入する)による筋誘発電位を考慮してもよい.
③ Br-MsEPでモニタリングする場合には，全静脈麻酔かつ筋弛緩薬が少量で麻酔が行われているため，刺激による筋収縮が起きやすい状況にある. 特にBr-MsEP測定のために，脳をTrain刺激しているときは，体動が大きいため，刺激をする前に術者の了解を得る必要がある. Br-MsEP測定では，咬筋が強く収縮するため，歯牙の損傷の合併症の発生も多い. プラスチックの固いバイトブロックではなく，円柱状に丸めたガーゼや専用のマウスピースなどを用いることで，歯牙損傷を少なくすることができる.
④ 末梢神経を刺激し，延髄や大脳皮質の電位を測定するSEPは，純粋な知覚路の電位であり，運動路の評価はできない. 運動路の評価が必要な場合には，Br-MsEPの併用が必要である.
⑤ 理想的なモニタリング法の条件は, ⅰ)知覚路と運動路の双方の白質(索路)の評価ができる, ⅱ)灰白質(髄節)の評価ができる, ⅲ)安定して測定できる, ⅳ)リアルタイムに評価できる, である. 現在，単一の方法でこれらを満たすモニタリング法はないため，複数のモニタリング法の組合せが理想である. 手術の内容，リスクなどをふまえて術者と相談してモニタリング法を選択する.

【参考文献】
・川端茂徳, 四宮謙一：補助診断法「術中脊髄モニタリング」. 最新整形外科学大系10巻. 中山書店, 東京, 244-249, 2008.

解答　2

問題 117　経頭蓋磁気刺激検査（運動誘発電位）の概要

手の運動野に経頭蓋的磁気刺激を行い，第一骨間筋に電極を設置し，弱筋収縮下に筋電図を記録し，Cortical silent period（CSP）を記録した．正しいのはどれか．

① MEP が導出され，引き続き F 波が記録されている．
② 磁気刺激強度と CSP に関連はない．
③ MEP 振幅と CSP に関連はない．
④ CSP は，主に大脳皮質抑制系を反映している．
⑤ 末梢神経刺激と経頭蓋的磁気刺激による Silent period は，同一潜時である．

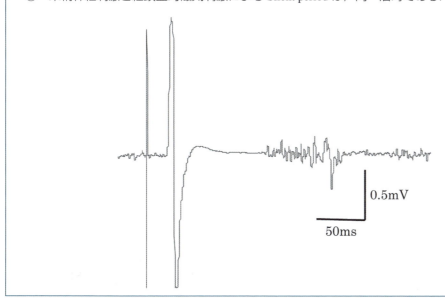

解 説

Silent period は，被検筋を持続的に収縮させた状態で，末梢神経刺激あるいは大脳運動野刺激を行った際に持続する筋電図放電が中断する現象である．Silent period は，末梢神経刺激により誘発される peripheral silent period（PSP）と，経頭蓋的磁気刺激による運動野刺激で誘発される cortical silent period（CSP）がある．CSP の場合，M 波から放電再開までの時間は，post-MEP silent period（PMSP）とよばれる（図 1）．

Silent period の発生機序は複雑で種々の要因が関連している．持続的筋収縮は，脊髄運動神経からの下降性出力と末梢からの Ia 線維による調整でなされている．PSP は 100ms 前後であり，末梢神経刺激による逆行性運動神経刺激による Collision, Renshaw 抑制や Ib 介在ニューロンなどの脊髄抑制により生じる．一方 CSP は PSP よりも有意に長く，正常者では通常 200 から 300ms である．経頭蓋的磁気刺激の先行刺激下での末梢神経刺激では，CSP の前半部分 50 から 60ms までは H 波や F 波は抑制されているが，後半部分では誘発される．同様に，50ms までの前半部分では経頭蓋的磁気刺激の先行刺激下での磁気刺激でも，MEP は誘発されないため脊髄運動細胞の興奮性が低下していると考えられる．以上より，CSP 前半部分は Renshaw 抑制や Ib 介在ニューロンなどの脊髄抑制により脊髄運動細胞の興奮性が低下した結果と考えられる．CSP 後半部分は運動野からの下降性興奮性出力の減少によるものと考えられ，大脳皮質抑制系が関与していると考えられている．

CSP に関連する因子では，磁気刺激強度に比例して延長する（図 2）．CSP 潜時は，筋収縮力

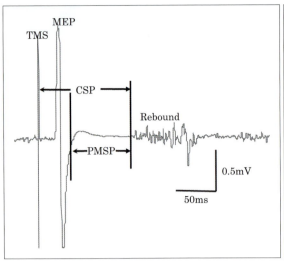

図1 経頭蓋的磁気刺激によるcortical silent period (CSP)

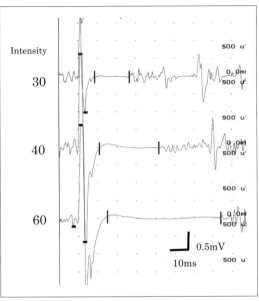

図2 経頭蓋的磁気刺激強度とCSP潜時の関係

よりも刺激強度に比例して潜時は延長する．CSPは，上肢遠位筋，特に手指筋で最も延長し，近位筋や下肢筋では短い．大脳刺激では，運動野刺激の場合に，もっとも潜時が長くなる．また，経頭蓋的磁気刺激では，刺激強度を上げればMEP振幅は増高しSilent Periodは延長する．また一般的にCSP閾値は，MEP閾値よりも低く，弱刺激ではMEPが導出されずCSPのみが測定されることがある．

CSPはパーキンソン病では短縮するが，L-DOPAやドパミン作動薬により延長する．CSPが延長する疾患としてジストニアや脊髄小脳変性症がある．アルコール，diazepamなどの$GABA_A$受容体作動薬により延長する．

【文献】
1) 日本臨床神経生理学会 認定委員会：モノグラフ「脳機能計測法を基礎から学ぶ人のために」魚住武則，武智詩子，辻 貞俊：磁気刺激法単発刺激の臨床応用，pp176-182, 2013.
2) Mills KR：Magnetic stimulation of the human nervous system. Oxford University Press, London, pp88-90, 1999.
3) Pascual-Leone A, Davey NJ, Rothwell J et al：Handbook of Transcranial Magnetic Stimulation. Arnold, New York, pp103-108, 2002.

解答 4

問題118　経頭蓋磁気刺激検査（運動誘発電位）の概要

弱収縮下に手の運動野を経頭蓋的磁気刺激を行った．対側第一背側骨間筋に電極を設置し筋電図を記録した．正しいのはどれか．2つ選べ．

① MEPに引き続き筋放電が一過性に停止する．
② 筋収縮を強めると筋放電停止時間は短くなる．
③ 刺激強度を強めると筋放電停止時間は長くなる．
④ 末梢神経刺激は，運動野刺激より筋放電停止時間は長い．
⑤ 磁気刺激による筋放電停止時間は脊髄抑制系を反映している．

解説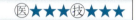

手の運動野に運動閾値以上の強度で経頭蓋的磁気刺激（transcranial magnetic stimulation：TMS）を行うと，運動誘発電位（motor evoked potential：MEP，M波）が導出される．MEPはEPSPを反映している．次に，被検筋を持続的に収縮させた状態で，TMSを行うと，MEPに引き続き，持続する筋放電が中断する．MEPに引き続き，筋電図が中断し，筋放電が再開するまでの期間を皮質性サイレントピリオド（cortical silent period：CSP）という[1]．選択肢①はCSPを意味している．また，TMSではなく，末梢神経刺激により誘発される筋放電の中断を，peripheral silent period（PSP）という．PSPは通常100 ms程度で，CSPは，200から300 msである．末梢神経刺激の場合，中枢刺激よりもsilent periodは短いため，選択肢④は誤りである．PSPは，末梢神経刺激による逆行性運動神経刺激によるCollision，Renshaw抑制やIa介在ニューロンなどの脊髄抑制により生じる．一方，CSPでは，TMS刺激下での末梢神経刺激により，CSP前半部では，H波やF波は抑制されており脊髄運動神経細胞の興奮性低下が関与していることがわかる．CSP後半部では，運動野からの下降性興奮性出力の減少しており，皮質抑制系が関与していると考えられる．CSPは，前半部は脊髄抑制が関与し，後半部は皮質抑制系が関与する[2]．CSP全体としては，脊髄抑制の関与する時間よりも，皮質抑制の関与する時間が大きく，選択肢⑤は誤りである．

TMSの刺激強度に比例してCSPは延長する．筋収縮強度とCSPに関連はなく，強度を強めても短縮や延長することはない．筋収縮を強めるとCSPが短縮するは誤り（選択肢②）で，刺激強度を強めるとCSPは延長する（選択肢③）．

【文献】
1) 魚住武則，武智詩子，辻　貞俊：単発刺激の臨床応用．日本臨床神経生理学会　認定委員会．モノグラフ　脳機能計測を基礎から学ぶ人のために．日本臨床神経生理学会，東京，臨床神経生理学　37：464-470，2009．
2) Mills KR：Inhibitory effects. Magnetic Stimulation of the Human Nervous System. Oxford university press, London, 87-90, 1999.

解答　1, 3

問題119　交感神経皮膚反応の概要

交感神経皮膚反応について正しいのはどれか.
① 手掌で測定される交感神経皮膚反応は温熱性発汗を反映する.
② 繰り返し行うと振幅が増大する.
③ 極めて緩徐な電位変動であるため低域遮断フィルターを100 Hz以上にして記録する.
④ 自律神経障害の検出には向いていない.
⑤ 音刺激で誘発される.

解説　医★★☆　技★★☆

　交感神経皮膚反応（sympathetic skin response：SSR）は皮膚電気活動を調べる検査の一つで，主に汗腺の活動と関連した皮膚電位を表面電極を用いて検出するものである．手掌や足底に電極を配置し，様々な刺激で誘発されるコリン作動性交感神経節後線維の興奮による発汗神経活動を，電位変化として検出する．糖尿病性ニューロパチーなどの自律神経線維の障害がある疾患の場合異常が確認されることが多い．ただし様々な影響を受けるため，定量性は乏しく波形が得られるかどうかで評価することがおおい．検査方法は手掌や足底の表と裏に表面電極を配置し，極めて遅い掃引速度（1 s/div など）で電位をモニターしながら基線が安定したのちに刺激を行い，反応した波形を記録する．正常では緩やかな2相性の波形が記録できる（図1）．

　以下，選択肢ごとに説明を加える．
① ×　手掌など無毛部の発汗は精神性発汗が主体といわれており，SSRで主に観察されるのは中枢の興奮も含めた精神性発汗である．
② ×　中枢が関与するため慣れが起きやすく，繰り返し刺激すると振幅が低下するため，刺激間隔を十分開け，ランダムに刺激を行う．
③ ×　時定数の長い緩徐な電位変動であるため低周波遮断フィルターは十分低値に設定しなければならない．0.1～1 Hz とされており，可能

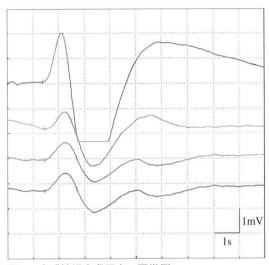

図1　交感神経皮膚反応：正常例
10秒ごとに4回対側正中神経を手首で刺激．

ならば1 Hz以下が望ましい．
④ ×　自律神経障害を検出する検査である．
⑤ ○　中枢を興奮させる刺激法を用いる．多くの汗腺が同期して活動する必要があるので対側神経の電気刺激などが用いられることが多い．

【参考文献】
・日本自律神経学会（編）：自律神経機能検査．第4版，文光堂，東京，2007．

解答　5

問題120 交感神経皮膚反応の概要

交感神経皮膚反応(sympathetic skin response：SSR)について**誤り**はどれか．
① 精神性発汗の検査である．
② 意識レベルが低下すると反応は抑制される．
③ ランダム刺激を用いて記録する．
④ 前頭葉，視床下部，大脳辺縁系，脳幹網様体が反応の起源である．
⑤ 効果器は手掌や足底にあるアポクリン腺である．

解説
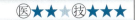

　発汗は，温熱環境や運動による体温上昇の際にみられる「温熱性発汗」，辛いものを食べた際に頭部・顔面にみられる「味覚性発汗」，緊張などの精神的ストレスの際に手掌・足底にみられる「精神性発汗」に大別される．体の熱放散にかかわる温熱性発汗は，視床下部(視索前野，前視床下部)にある体温調節中枢(発汗中枢)によって制御を受けている．一方，精神性発汗では気分，情動，意識，認知機能などの高次脳機能が関与しており，体温調節中枢の上位にある大脳辺縁系(扁桃体，帯状回前部など)や前頭葉などが視床下部の発汗中枢と相互に影響しあって統制を行っている[1]．発汗中枢で生じた発汗インパルスは，脳幹網様体より脊髄を下降し，脊髄中間質外側核→脊髄前根→白交通枝→交感神経節→交感神経節後線維(C線維)を経て，皮膚交感神経活動として効果器である汗腺に伝えられる．ヒトの熱放散にかかわる発汗は，体表の1平方cmあたりに約100個存在するといわれるエクリン腺が主に担っている．皮膚におけるエクリン汗腺の密度は手掌・足底，頭部・額，手背の順で高く[2]，有毛部では温熱性発汗と精神性発汗の双方に関与し，手掌・足底など無毛部では精神性発汗にのみ関与している．

　交感神経皮膚反応(sympathetic skin response：SSR)は，Shahaniらの報告[3]以来，交感神経遠心路機能の非侵襲的評価法として応用されている．精神性発汗の検査である．電気刺激などによって入力された求心性インパルスが，大径有髄線維を介して中枢まで到達すると，前運動野，視床下部，大脳辺縁系，脳幹網様体が相互に作用して発汗インパルスが生じる．これが，SSRの発生起源と考えられている．中枢で生じた発汗インパルスが脊髄を遠心性に下降して手掌・足底のエクリン腺に到達すると，汗腺分泌部における汗汁の生成・分泌，汗管からの汗汁排出を目的とした筋上皮細胞の収縮，汗管内における汗汁からのNaイオンの再吸収などが惹起される．これらの現象によって記録電極と基準電極の間で生じる皮膚電位の変化がSSRとして記録されるが，この電位変化は実際の発汗量とは相関しない[1,4]．SSRの記録は筋電計や専用装置を用いて行い，記録電極は手掌・足底に，基準電極は手背・足背に貼付するのが一般的である．刺激入力は電気刺激を用いることが多く，持続時間0.2 msの矩形波刺激を前額部，眼窩上神経，正中神経手関節部などに刺激を与える．刺激間隔が一定であるとhabituation(慣れ現象)によって反応が消失やすいことや，SSRの持続時間が約40〜50秒間であることから，刺激間隔を1分以上あけたランダム刺激で記録をすることが肝要である[4]．また，手掌・足底の発汗は精神的緊張やストレスを受けやすいため，検査時の環境などの留意も必要である．

　以下，選択肢ごとに説明を加える．
① ○　交感神経皮膚反応は，精神性発汗の検査である．
② ○　SSRの低下・消失については，脊髄・脊髄中間質外側核，交感神経節後線維を含む遠心路や汗腺の障害だけでなく，求心路である感覚神経の障害，高次中枢である大脳皮質や大脳辺縁系，脳幹部の障害，発汗中枢である視床下部の障害でも認められる．特に被検者の認知機能や意識・覚醒レベルの低下，刺激に対する集

中の低下の影響を受けて，SSRの反応低下・消失や潜時延長がみられるため検査中は注意が必要である[5]．

③　○　慣れ現象を回避するため，刺激はランダムにする．

④　○　精神性発汗の場合は，発汗中枢（視床下部）は前運動野や大脳辺縁系，脳幹網様体からの統制・影響を受けている．

⑤　×　ヒトのアポクリン腺は，腋窩，乳輪，外陰部，肛門周囲，外耳道などに分布しており，性的興奮などの際の発汗や精神性発汗にもかかわる外分泌腺である．ヒトの熱放散においては，アポクリン汗腺の生理的意義は乏しいと考えられている[6]．

【文献】
1) 藤沼好克, 朝比奈正人：自律神経機能検査. 日本自律神経学会（編）. 交感神経皮膚反応/交感神経発汗反応. 第5版, 文光堂, 東京, 260-263, 2015.
2) 齋藤　博：自律神経機能検査. 日本自律神経学会（編）. 皮膚自律神経機能検査レビュー. 第5版, 文光堂, 東京, 238-243, 2015.
3) Shahani BT, Halperin JJ, Boulu P, et al：Sympathetic skin response. A method of assessing unmyelinated axon dysfunction in peripheral neuropathies. J Neurol Neurosurg Psychiatry 47：536-542, 1984.
4) 三谷博子, 石山陽事：発汗と交感神経皮膚反応 SSR（1）. 臨床脳波 50：165-172, 2008.
5) 三谷博子, 石山陽事：発汗と交感神経皮膚反応 SSR（2）. 臨床脳波 50：229-238, 2008.
6) 小川徳雄：発汗の生理学. 日本臨床 44：1510-1515, 1986.

解答　5

付 録

試験問題内容のコード番号分類表

付録　試験問題内容のコード番号分類表

コード番号	分類名	本書掲載の過去問数
A-1. 神経生理学の基礎		
A-1-1	ニューロンとシナプス	1
A-1-2	静止膜電位と活動電位	1
A-1-3	興奮と抑制	1
A-1-4	末梢神経（脳神経系，体性神経系，自律神経系）	1
A-1-5	神経興奮伝導のメカニズム（神経伝達物質など）	
A-1-6	大脳の構造と機能局在	
A-1-7	脳幹・小脳の構造と機能	
A-1-8	脊髄の構造と機能	
A-1-9	反射の機序	
A-1-10	単極誘導（導出）と双極誘導（導出）の考え方	
A-1-11	遠隔電場電位と近接電場電位の考え方	
A-1-12	その他，脳波・筋電図検査に必要な神経生理学	
A-2. ME技術と安全対策		
A-2-1	電流と電圧	1
A-2-2	交流雑音（ハム）	1
A-2-3	抵抗，コンデンサ，コイルの特性	
A-2-4	差動増幅器について	
A-2-5	同相弁別比（CMRR）	
A-2-6	電圧増幅器の入力インピーダンスと電極接触抵抗	2
A-2-7	時定数と周波数特性について	2
A-2-8	定電流刺激と定電圧刺激	
A-2-9	A/D変換について	1
A-2-10	サンプリング周波数と量子化精度	
A-2-11	同期加算平均の原理	2
A-2-12	磁気刺激装置	
A-2-13	感染予防対策	
A-2-14	電気的安全対策（機能アース，保護アースなど）	1
A-2-15	B，BF，CF形装着部機器	1
A-2-16	シールドルーム	
A-2-17	その他漏れ電流など	
B-1. 脳波検査に関連する脳の生理と解剖		
B-1-1	脳波の発生機序	3
B-1-2	覚醒と睡眠機構	
B-1-3	生体リズム機構	
B-2. 患者への対応と処置		
B-2-1	検査の説明と同意	
B-2-2	乳幼児の取り扱い	1
B-2-3	意識障害患者の取り扱い	
B-2-4	患者急変への対応（痙攣，嘔吐，欠神，疼痛など）	1
B-2-5	その他緊急検査・ベッドサイド検査など	
B-3. 脳波検査		
B-3-1	脳波波形の種類と特徴	1
B-3-2	脳波電極の特性	2
B-3-3	電極配置法（10-20法など）	2
B-3-4	脳波導出法とその特徴	2
B-3-5	特殊導出法（AV，BNE，SD法，頭蓋内導出法など）	
B-3-6	モンタージュ	
B-3-7	アーチファクトの鑑別と対策	3

コード番号	分類名	本書掲載の過去問数
B-4. 脳波計について		
B-4-1	デジタル脳波計の特徴	3
B-4-2	主要なJIS規格(フィルター，弁別比，雑音，感度，周波数特性など)	
B-4-3	各種刺激装置(光，音)	
B-5. 正常脳波(判読法を含む)		
B-5-1	新生児(低出生体重児を含む)・乳幼児・小児・成人・高齢者の脳波像の特徴	2
B-5-2	脳波賦活法(睡眠，光，過呼吸など)	2
B-5-3	検査に伴う危険(光誘発発作，モヤモヤ病の過呼吸など)	
B-5-4	睡眠段階による脳波変化	1
B-5-5	REM睡眠時の生理的変化	
B-5-6	睡眠脳波の加齢による変化	1
B-5-7	脳波の生理的変化	
B-5-8	その他正常変異波形など	1
B-6. 臨床脳波(判読法を含む)		
B-6-1	基礎(背景)活動の異常	1
B-6-2	てんかん性異常波(てんかん症候群と脳波)	2
B-6-3	てんかん性異常波と鑑別必要な波形とその意義(POSTS，Wicket spikes，BETS，その他)	2
B-6-4	発作時脳波記録の注意点	1
B-6-5	脳炎・脳症，意識障害と脳波	1
B-6-6	脳血管障害，脳腫瘍，脳器質障害と脳波	1
B-6-7	周期性放電とバースト・サプレッション・パターン	1
B-6-8	その他	1
B-7. 睡眠ポリグラフィ(PSG)		
B-7-1	終夜睡眠ポリグラム(PSG)の記録法(小児を含む)と解析法	2
B-7-2	PSG検査に必要な各種生体現象	1
B-7-3	簡易型無呼吸モニタ検査	1
B-7-4	各種睡眠障害のPSGの特徴	2
B-7-5	睡眠潜時反復検査(MSLT)と覚醒維持検査(MWT)	1
B-7-6	その他	
B-8. 脳死判定		
B-8-1	記録法(記録時間，高感度記録，電極間距離，雑音レベルなど)	2
B-8-2	脳死判定時の雑音対策	
B-8-3	脳死判定基準	1
B-9. 脳波分析		
B-9-1	分析の基本(周波数分析及び相関分析など)	
B-9-2	脳電位マッピング	
B-9-3	双極子追跡法の原理	
B-10. 脳誘発電位		
B-10-1	検出法の原理(加算平均，S/Nなど)	
B-10-2	SEP，AEP(ABRを含む)，VEP，ERP検査法	5
B-10-3	各種誘発電位波形の臨床的意義	1
B-10-4	その他各誘発電位の周波数成分など	
B-11. 画像検査とその他の機能検査		
B-11-1	頭部CT	
B-11-2	頭部MRI	
B-11-3	fMRIの原理	1
B-11-4	MEGの原理	1
B-11-5	近赤外線スペクトログラフィの原理	1
B-11-6	SPECT検査	
B-11-7	PET検査	

コード番号	分類名	本書掲載の過去問数
B-11-8	眼球運動検査（電気眼振検査など）	
B-11-9	その他自律神経機能検査など	
C-1．筋・神経検査に関連する生理と解剖		
C-1-1	神経線維の構造と生理学（軸索変性と再生，節性脱髄）	2
C-1-2	錐体路系と錐体外路系	
C-1-3	大脳基底核の概要	
C-1-4	筋の構造と収縮メカニズム	2
C-1-5	運動単位とサイズ原理	
C-1-6	筋紡錘，α，γ，group Ⅰa 神経の機能	
C-1-7	脊髄の解剖	1
C-1-8	種々の脊髄反射（腱反射など）	
C-1-9	主な筋の支配神経と神経走行および走行異常	3
C-1-10	その他，筋電図検査に必要な神経生理学（瞬目反射など）	4
C-2．患者への対応と処置		
C-2-1	検査の説明と同意	1
C-2-2	乳幼児の取り扱い	
C-2-3	患者急変への対応（痙攣，嘔吐，失神，疼痛など）	
C-2-4	その他緊急検査・ベッドサイド検査など	
C-3．筋電計について		
C-3-1	筋電計のブロック図	
C-3-2	主要な JIS 規格（感度，雑音など）	
C-3-3	記録部の種類と周波数特性	
C-3-4	その他電気刺激装置など	1
C-4．筋電図検査		
C-4-1	針筋電図と表面筋電図の違い	
C-4-2	針筋電図と表面筋電図のフィルター設定	1
C-4-3	針電極の種類	
C-4-4	筋電図検査のノイズ対策	
C-4-5	表面筋電図とクロストーク	
C-4-6	線維自発電位・陽性鋭波など安静時異常電位の種類と臨床的意義	3
C-4-7	運動単位電位波形の成り立ちと異常発生のメカニズム	1
C-4-8	筋電図所見異常の経時的変化	1
C-4-9	干渉波の評価	1
C-4-10	表面筋電図の臨床応用	1
C-4-11	単一筋線維筋電図の概要	1
C-4-12	その他マクロ筋電図の概要など	
C-5．誘発筋電図（磁気刺激を含む）と神経伝導検査		
C-5-1	電気刺激の極性・持続時間設定と最大上刺激の意味	
C-5-2	刺激と運動アーチファクトと除去対策	3
C-5-3	神経伝導速度に影響する生理的要因	1
C-5-4	CMAP 波形のパラメータと各々の臨床的意味	2
C-5-5	伝導ブロックと時間的分散の判定	
C-5-6	神経走行異常と CMAP 波形	1
C-5-7	SNAP 波形のパラメータと生理的時間的分散	2
C-5-8	主な運動および感覚神経伝導検査の刺激・導出部位	2
C-5-9	脱髄および軸索変性疾患の伝導速度と誘発電位波形	1
C-5-10	F 波，H 波の鑑別と臨床的意義	3
C-5-11	手根管症候群の臨床像と神経伝導検査	2
C-5-12	その他の主な絞扼性神経障害と神経伝導検査	2
C-5-13	顔面神経麻痺における誘発筋電図	

コード番号	分類名	本書掲載の過去問数
C-5-14	主な末梢神経・筋疾患の臨床像(ALS，筋ジスなど)	1
C-5-15	反復誘発筋電図(疲労検査)	3
C-5-16	正中神経と後脛骨神経の体性感覚誘発電位の適応と異常	
C-5-17	電流知覚閾値検査の概要	
C-5-18	C反射(LLRを含む)の概要	
C-5-19	経頭蓋磁気刺激検査(運動誘発電位)の概要	2
C-5-20	脊髄誘発電位(術中モニタリング)の概要	1
C-5-21	MUNE(運動推定単位数)の概要	
C-5-22	交感神経皮膚反応の概要	2
C-6. 筋電図検査に関する安全対策		
C-6-1	針刺し事故と安全対策	
C-6-2	消毒と滅菌およびディスポーザブル電極などについて	
合計問題数		**120**

索引

和文索引

▶あ

アーチファクト　38, 40, 41
アーチファクト対策　127
アナログ脳波　44
安静時異常電位　117
安静時活動　118

▶い・う

一次感覚ニューロン　100
一過性覚醒　72
インピーダンス　43
植え込み型ペースメーカー　112
運動枝　108
運動神経伝導検査　108
運動負荷　157
運動誘発電位　165

▶え・お

エイリアシング　43
エイリアシングノイズ　16
横行小管　101
オームの法則　13
オッドボール課題　67

▶か

開眼抑制　51
開閉眼賦活　51
覚醒水準の低下　51
覚醒反応　72
過呼吸賦活　50
加算平均　17
加算平均法　18, 138
活動電位　99
カルシウムイオン　103
加齢変化　54
簡易型無呼吸モニタ検査　75
感覚神経活動電位　108, 136, 137
眼球運動　39, 42

眼球運動図　73
環指比較法　151

▶き

奇異性頭皮上分布　88, 91
基準電極導出　37
基準電極の活性化　36
逆行性感覚神経伝導検査　140
逆行性記録　137
急速動員　122
ギヨン管　154
ギヨン管症候群　149
ギラン・バレー症候群　121
筋活動低下を伴わないレム睡眠　70
筋原性　117
筋小胞体　101
近赤外線分光法　92, 95
筋電計　113
筋電図検査　120

▶く・け

クラス別分類　19
クローヌス　125
脛骨神経 CMAP 振幅　155
脛骨神経 F 波最小潜時　155
軽症意識障害　51
経頭蓋刺激筋誘発電位　162
経頭蓋刺激脊髄誘発電位　162
痙攣発作　124
限局性徐波活動　37

▶こ

高域遮断フィルター　128
高域通過（低域遮断）フィルター　15
交感神経皮膚反応　166, 167
高振幅 MUP　120
交代性脳波　47
後頭部優位律動　64
興奮収縮連関　103, 138

興奮性シナプス後電位　2, 24, 26
交流　38, 42
高齢者脳波　54
国際 10-20 法　34

▶さ

最大上刺激　138, 143
在宅睡眠時無呼吸検査　75
サイレントピリオド　163, 165
坐骨神経麻痺　153
三相波　58, 64
サンプリング　15
サンプリング時間　16
サンプリング周波数　16, 43, 45
三連構造　102

▶し

視覚誘発電位　90, 91
時間的分散　132, 136
磁気刺激法の原理　26
軸索変性　121
刺激アーチファクト　127
刺激部位　139
事象関連電位　67
時定数　11, 14, 15
シナプス前抑制　7
尺骨神経　106
周期性同期性放電　66
重症筋無力症　159
終板活動　119
手根管症候群　135, 148, 150
術中脊髄モニタリング　162
手内筋　106
順行性記録　137
瞬目反射　109, 110
小鋭棘波　66
上神経幹　107
小児期脳波　47
小児脳死判定　83
除細動器　112

自律神経線維　166
神経筋接合部　159
神経筋伝達　103
神経原性　117, 122
神経線維　8, 98, 99
神経伝導検査　127
心電図　42

▶す

睡眠時後頭部陽性鋭波　59, 62
睡眠時周期性下肢運動　72
睡眠時無呼吸症候群　71, 75
睡眠センター外検査　75
睡眠段階　73, 78
睡眠反復検査　80
睡眠ポリグラフィ　71, 73
睡眠ポリグラフ検査　69, 75

▶せ

精神運動発作異型　66
成人無症律動性電気的放電　59
正中神経　106
静電気学的考察　4
接触インピーダンス　11
線維自発電位　117, 118, 119
線維束自発電位　117
前角細胞の backfire response　144
漸減現象　158, 161
前足根管症候群　153
前頭部間欠律動性δ活動　59
前腕部屈筋群　106

▶そ

早期動員　120, 122
双極導出　37
相反神経支配　6
足根管症候群　153
側頭部間欠（性）律動性δ活動　59

▶た

第2虫様筋骨間筋法　148
体性感覚誘発電位　35, 84, 87, 90
大脳皮質抑制系　163
単一光子放射型コンピュータ断層撮影法　92
単線維筋電図　125, 161

▶ち

肘部尺骨神経障害　154
聴覚誘発電位　86
聴性脳幹反応　86, 89

▶て

低域遮断周波数　14
低域遮断フィルター　128
低域通過（高域遮断）フィルター　15
デジタル脳波　44, 46
デシベル　13
電位依存性ナトリウムチャネル　99
てんかん焦点　94
電気的等価回路　5
電極インピーダンス　11
電極配置法　35
伝導性生体組織　24
伝導ブロック　135

▶と

動員減少　122
頭蓋頂鋭一過性波　59
頭蓋頂鋭一過波　53
糖尿病性神経障害　155
糖尿病性ニューロパチー　166
糖尿病性末梢神経障害　143
突発性異常波　36
ドリフト雑音　9

▶な・に

ナイキスト周波数　16, 43
内側毛帯　84
乳児の脳波検査　28
入眠時過同期　53
入力インピーダンス　11
ニューロミオトニー放電　117

▶の

脳幹圧迫　110
脳機能マッピング　94
脳磁図　92, 94
脳磁図検査　94
脳死判定　81, 82, 83
脳波記録　29
脳波検査　34
脳波導出法　37
脳波の電位発生機序　26
脳波のリズム発生機序　26
脳波リズム　27

▶は

背側皮神経　154
波及　129
発汗　166
発汗インパルス　167
ハムフィルター　10, 128
バリズム　124
反回抑制　7
反復F波　145
反復神経刺激試験　157, 159

▶ひ

腓骨神経麻痺　153
皮質性サイレントピリオド　163, 165
皮質脳波　32
ビデオ脳波同時記録　29
皮膚温　131, 132
腓腹神経SNAP振幅　155
ヒプスアリズミア　57
表示感度　133
表示ゲイン　133
表面筋電図　124

▶ふ

フィルター　115
フーリエ変換　115
不応期　99
複合反復放電　117
分極電位　9

▶へ・ほ

平衡電極電位　9
ベル　13
紡錘波　48
補正式　131
ボディアース　19

ま・み

マクロショック　19, 20
末梢神経　98
末梢神経支配　104
慢性炎症性脱髄性多発根ニューロパチー　141
ミオキミー放電　117
ミクロショック　19, 20
脈波　38, 42

め

免疫介在性脱髄性ニューロパチー　141

や

薬物速波　55

よ

陽性鋭波　118, 119
容積導体　33
抑制性シナプス後電位　24, 26

り

臨床的意義が不明な特異な脳波所見　66
臨床的に病的な脳波所見　66

れ

レストレスレッグズ症候群　79
レム睡眠　69, 71, 78

わ

腕神経叢　105, 107

記号・数字索引

3Hz 棘徐波複合　63
6Hz 棘徐波複合　66
14 & 6Hz 陽性棘波　60, 66
α 帯域　64
λ 波　61, 66
μ 律動　31, 66

欧文索引

A

A 波　145
A/D 変換　113
active reference electrode　36
alpha attenuation test　64
arousal　72
auditory brainstem response：ABR　86, 89

B

Bel　13
belly-tendon 法　138
BF 形　20
blink reflex　109, 110
breach 律動　65, 66
build up　50

C

CF 形　20
chronic inflammatory demyelinating polyradiculoneuropathy：CIDP　141
CIDP の電気診断基準　142
complex repetitive discharge：CRD　118
cortical silent period：CSP　163, 165
current spread　129

D・E

dB　13
early recruitment　120, 122
endplate activity　119
excitatory postsynaptic potential：EPSP　2, 24, 26

F

F 波　143, 144, 146
F 波最短潜時　143
F 波伝導速度　147
fasciculation potential　117
fibrillation potential　119
Fmθ　66
frontal intermittent rhythmic delta activity：FIRDA　59

H・I

home sleep apnea testing：HSAT　75
inhibitory postsynaptic potential：IPSP　24, 26

K・L

K 複合　52
lambda wave　61
Lambert-Eaton myasthenic syndrome：LEMS　157, 159
Lambert-Eaton 筋無力症候群　157, 159

M

magnetoencephalogram：MEG　92
Martin-Grüber 吻合　134
motor nerve conduction study：MCS　108
multiple sleep latency test：MSLT　80
muscle evoked potential after brain stimulation：Br-MsEP　162
myasthenia gravis：MG　159
myokymic discharge　118

N・O

near infrared spectroscopy：NIRS　92, 95
neuromyotonic discharge　118

NMJ　160
out of the center testing　75

▶ P

P3a　67
P3b　67
P300　67
paradoxical lateralization　88, 91
periodic limb movements during sleep：PLMS　72
polysomnography：PSG　69, 71, 73, 75
positive occipital sharp transients of sleep：POSTS　59, 62
positive sharp wave　120
presynaptic inhibition　7

▶ R

rapid recruitment　122
reduced recruitment　122

REM sleep without atonia：RWA　70
repetitive nerve stimulation：RNS　157, 159
restless legs syndrome：RLS　79

▶ S・T

sensory nerve action potential：SNAP　108, 136, 137
SEP　84
silent period　163
single fiber electromyography：SFEMG　125, 161
single photon emission computed tomography：SPECT　92
sleep apnea syndrome：SAS　71, 75
smearing effect　32
somatosensory evoked potential：SEP　87, 90

spinal cord evoked potential after stimulation to the brain：Br-SCEP　162
spindle　48
subclinical rhythmic electroencephalographic discharge of adults：SREDA　59
sympathetic skin response：SSR　166, 167
temporal intermittent rhythmic delta activity：TIRDA　59
T管　101

▶ V・W

visual evoked potential：VEP　90, 91
VRF jitter　125
Wicket 棘波　54, 66

- [JCOPY] 〈㈳出版者著作権管理機構 委託出版物〉
本書の無断複写は著作権法上での例外を除き禁じられています．
複写される場合は，そのつど事前に，㈳出版者著作権管理機構
（電話 03-5244-5088，FAX03-5244-5089，e-mail：info@jcopy.or.jp）
の許諾を得てください．

- 本書を無断で複製（複写・スキャン・デジタルデータ化を含みます）する行為は，著作権法上での限られた例外（「私的使用のための複製」など）を除き禁じられています．大学・病院・企業などにおいて内部的に業務上使用する目的で上記行為を行うことも，私的使用には該当せず違法です．また，私的使用のためであっても，代行業者等の第三者に依頼して上記行為を行うことは違法です．

日本臨床神経生理学会 専門医・専門技術師 試験問題・解説 120

2018 年 11 月 12 日　初版第 1 刷発行
2024 年 4 月 23 日　初版第 2 刷発行

ISBN978-4-7878-2377-9

編　　　集	一般社団法人　日本臨床神経生理学会
発 行 者	藤実彰一
発 行 所	株式会社　診断と治療社
	〒 100-0014　東京都千代田区永田町 2-14-2　山王グランドビル 4 階
	TEL：03-3580-2750（編集）　03-3580-2770（営業）
	FAX：03-3580-2776
	E-mail：hen@shindan.co.jp（編集）
	eigyobu@shindan.co.jp（営業）
	URL：http://www.shindan.co.jp/
装　　　丁	株式会社ジェイアイ
印刷・製本	三報社印刷株式会社

© 一般社団法人　日本臨床神経生理学会, 2018. Printed in Japan. ［検印省略］
乱丁・落丁の場合はお取り替えいたします．